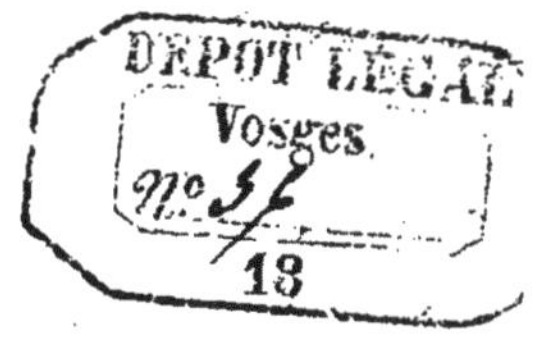

CONTREXÉVILLE

MIRECOURT. — TYPOGRAPHIE HUMBERT, RUE SAINTE-CÉCILE, 8

CONTREXÉVILLE

TRAITEMENT

**DE LA GOUTTE, DE LA GRAVELLE RÉNALE, DU CATARRHE VÉSICAL,
DE LA DYSPEPSIE, DE L'ANÉMIE ET DE LA GRAVELLE HÉPATIQUE
OU LITHIASE BILIAIRE**

PAR LES EAUX MINÉRALES ALCALINES A BASE DE CHAUX

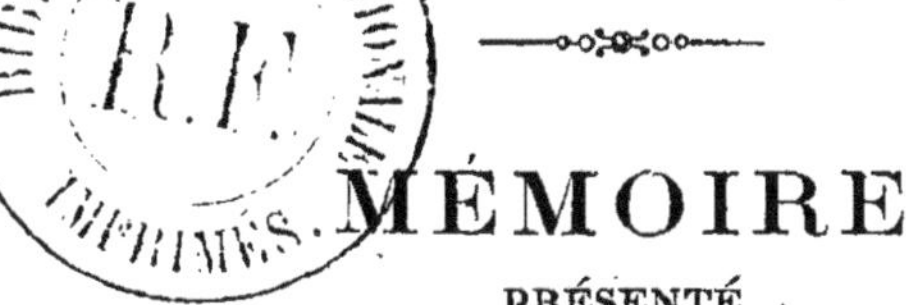

MÉMOIRE
PRÉSENTÉ

A L'ACADÉMIE DE MÉDECINE

PAR

LE Dr A. LE CLER

Ancien médecin en chef des hospices civils de LAON,
Médecin consultant à Contrexéville,
Chevalier de la Légion d'honneur.

MIRECOURT

HUMBERT, IMPRIMEUR-LIBRAIRE-ÉDITEUR
Rue Sainte-Cécile, 8

1875

AVANT-PROPOS

—

On a beaucoup écrit sur les eaux minérales de Contrexéville. Nous aurons occasion de citer plus loin les notices et même les ouvrages de longue haleine. publiés sur cet intéressant sujet. Nous ne voulons en aucune manière, amplifier, ni rectifier l'œuvre de nos prédécesseurs. Il s'agit simplement ici de remplir quelques lacunes et de traiter quelques questions inédites.

Ces lacunes portent sur les points suivants :

1° L'antique usage des eaux minérales de Contrexéville qui, selon toute probabilité, remonte aux siècles de l'occupation romaine ;

2° La topographie de la *plaine des Vosges* et la constitution géologique du sol de Contrexéville ;

3° La provenance des eaux minérales de cette contrée, provenance qui, très-certainement, doit être attribuée à une nappe centrale existant sous le plateau du *Haut-Salin*. Cette nappe envoie ses eaux à Martigny dans la direction du Sud ; à Contrexéville, dans la direction du Nord, et, de là, à Vittel qui se trouverait être ainsi le déversoir de Contrexéville ;

4° Les effets comparatifs, au point de vue physiologique et thérapeutique, des eaux minérales alcalines à *base de chaux,* (Contrexéville, Martigny, Vittel,) et des eaux minérales alcalines à *base de soude* (Vichy, Cusset, Vals). L'observation, pendant neuf années consécutives, nous a démontré que l'*emploi abusif* des eaux minérales sodiques, et même du bi-carbonate de soude, pris en boisson à domicile, rend les urines alcalines. Or, il est parfaitement admis dans la science que la gravelle et les calculs phosphatiques sont le résultat de l'alcalescence des urines.

Enfin nous nous proposons d'émettre une opinion impartiale sur les différentes publications dont la station minérale de Contrexéville a été l'objet jusqu'à ce jour. Les auteurs qui préconisent Martigny et Vittel ont fait grand bruit des traces de lithine et de silicates qui se trouveraient à Martigny et des indices de manganèse et d'acide borique qui se rencontreraient à Vittel. En conscience, nous ne croyons pas que l'on puisse établir un raisonnement sérieux sur des quantités aussi insignifiantes, on pourrait dire aussi *infinitésimales* que celles ayant servi de base à ces éloges.

Nous prouverons, en mettant les analyses chimiques sous les yeux du lecteur, que les eaux de Contrexéville sont les plus minéralisées et les plus riches en sels calcaires, notamment en sulfate de chaux (plâtre). Or, c'est à ce *plâtre, qu'on a l'air de tant dédaigner,* que les eaux de Contrexéville, de Martigny et de Vittel, doivent leur action diurétique si puissante et leurs qualités plastiques. Tous les praticiens savent parfaitement bien que, si les eaux alcalines à base de soude défibrinent le sang, les eaux alcalines à base de chaux le reconstituent et lui rendent ses principes normaux.

Au point de vue de la minéralisation il est reconnu que les eaux de Contrexéville occupent le premier rang ; que Martigny, quoique richement pourvu n'arrive qu'au second rang ; qu'enfin Vittel, beaucoup plus pauvre, n'arrive qu'en troisième ligne. En sorte que s'il se trouve de la lithine et des silicates à Martigny, et du manganèse à Vittel, il en existe, à plus forte raison, dans les eaux minérales de Contrexéville qui sont, comme nous l'établirons géologiquement, la *tête des eaux ;* d'où nous sommes autorisé à conclure qu'en donnant à nos malades moins d'eau minérale à boire, nous obtenons les mêmes résultats qu'avec une quantité supérieure d'un dixième à Martigny et de deux cinquièmes à Vittel. (1)

---

(1) Voir l'analyse comparative des eaux de Contrexéville, Martigny et Vittel, chapitre III page 30.

CONTREXÉVILLE

I

PRÉCIS HISTORIQUE

Les notices publiées jusqu'à ce jour, sur l'établissement hydrominéral de Contrexéville, s'accordent sur ce point que les eaux n'en sont connues *médicalement* et que l'on n'a commencé à en faire usage que depuis le milieu du siècle dernier. En 1759, le docteur Bagard, président du collége des médecins de Nancy et médecin du roi Stanislas, dernier duc de Lorraine, eut connaissance d'une cure remarquable opérée à Contrexéville. Le savant praticien vint de Nancy pour vérifier le fait sur place ; il le constata en termes que nous abrégeons ici, mais qu'il est utile de rappeler, bien qu'il ait été reproduit souvent dans les annales de médecine.

« Mlle Desmarets, âgée de dix ans, était tourmentée
« de la pierre. On la conduisit à Lunéville *pour y*
« *subir l'opération de la taille,* opération qui cepen-
« dant ne fut pas pratiquée. On la fit venir ensuite à
« Bourmont qui n'est pas éloigné de Contrexéville, et,
« dès le printemps de 1759, on lui fit prendre les
« eaux qu'on allait puiser à la fontaine. *(Source du*
« *Pavillon).*

« Bientôt elle commença à retenir ses urines et à

« reprendre de l'embonpoint. Enfin elle alla à Contre-
« xéville au printemps de la même année. Après son
« retour elle rendit une pierre de la grosseur d'une
« balle de calibre. »

Cette guérison, considérée comme miraculeuse, eut
un grand retentissement et le bruit s'en répandit dans
toute la Lorraine.

Le docteur Bagard en fit l'objet d'un rapport adressé
au collége des médecins de Nancy. Dans un mémoire,
écrit en 1760, il reproduisit le fait en l'accompagnant
de considérations médicales et d'une analyse remarquable, la première qui ait été faite des eaux de
Contrexéville dont il indiquait en même temps les
propriétés curatives.

Le mémoire du Dr Bagard franchit rapidement les
frontières du duché de Lorraine. Le roi Stanislas en fit
part à toutes les cours d'Europe et à Louis XV, son
gendre.

Quinze ans après le Dr Thouvenel fut envoyé à
Contrexéville, par l'inspecteur des eaux minérales de
France, avec mission d'établir une nouvelle analyse des
eaux.

La source, dite aujourd'hui du *Pavillon*, se trouvait
alors au fond d'une excavation, près d'un marais, au
confluent de la rivière du Vair et du ruisseau de Suriauville. On n'y parvenait que difficilement au moyen
d'un escalier glissant pratiqué dans le sol même. On a
souvent répété que le Dr Thouvenel fit procéder aussitôt à la construction d'un puits en maçonnerie creusé
à 13^m de profondeur et parvint à recueillir les eaux de

la source en les isolant des infiltrations d'eau commune qui venaient s'y mêler.

Tel est le résumé des diverses notices publiées sur l'histoire des eaux minérales de Contrexéville. On pourrait en conclure que les travaux de captage de la source n'ont pas eu d'autre développement. Cependant il y a été pratiqué, assez récemment, des améliorations trop importantes pour être passées sous silence. Le 9 novembre 1857, M. Jutier, ingénieur en chef du département des Vosges, ayant constaté que le débit de la source du *Pavillon* avait subi une diminution notable, s'occupa de rechercher les issues souterraines par lesquelles l'eau avait pu s'écouler. Il fit ouvrir une fouille circulaire autour du Pavillon, et mit à découvert les constructions précédentes. M. Jutier trouva la source enfermée dans un puits couvert, de forme carrée, établi sur des assises de pierres de taille, ayant une hauteur de *deux mètres seulement*, et reposant sur un cadre de bois, posé lui-même sur une couche d'argile plastique, très-compacte et de couleur vert-clair. Le puits était en mauvais état, plein de boue, de sable et de cailloux jusqu'à l'orifice. Bien qu'on y remarquât des traces de réparations antérieures, les joints des pierres étaient simplement revêtus d'un ciment grossier, composé de mortier et de briques pilées; quelques joints même étaient bourrés de mousse et de fragments de bois. Le revêtement extérieur du puits consistait en un simple tassement de terre glaise et d'un enrochement de pierres jetées confusément dans le terrain vaseux sans addition de mortier.

La tranchée ouverte par M. l'ingénieur en chef Jutier fut poussée alors jusqu'au fond solide d'argile verte. On reconnut que l'eau de la source s'écoulait par les fissures ouvertes dans les joints mal fermés du puits. Toutes ces fissures furent soigneusement rebouchées, l'une après l'autre, en excellent ciment; les joints en furent également enduits. L'excavation fut remplie ensuite d'argile fraiche, en couches épaisses fortement damées sur le fond solide et contre le puits. On resserra l'enceinte peu à peu de façon à appuyer le rempart d'argile contre l'extérieur du pavillon. Cette opération terminée, ainsi que quelques autres travaux de détail concernant les sources du *Prince* et du *Quai*, l'eau arriva aux robinets avec une abondance dépassant tout ce qu'on avait observé précédemment et continua à émerger de même sans interruption depuis cette époque.

Le ban d'argile plastique, mis à découvert par M. l'ingénieur en chef Jutier, appartient, suivant son opinion à la formation du müschelkalk. C'est sur cette base que reposent les couches minces supérieures de calcaire marneux et les couches plus épaisses d'un calcaire plus dur dont se composent les berges de la rivière du Vair. Cette disposition de terrain règne dans toute la vallée de Contrexéville et au delà.

Quoiqu'il en soit, dès l'achèvement des premiers travaux dirigés par le docteur Thouvenel, la renommée des eaux minérales de Contrexéville prit une remarquable extension. Dès l'année 1775, le village et les sources étaient fréquentés par les princes du sang et les gentilshommes des premières familles de France et de l'étranger. On attribue à ces nobles hôtes la construction des premiers bâtiments qui forment la base de l'établissement actuel.

Les Anglais,ne trouvant pas à se loger assez confortablement dans le village, firent construire, sur la colline qui domine le parc au nord-ouest, une belle maison, avec ses dépendances, qui existe encore et qui est connue sous le nom de *maison des Anglais*.

Cette prospérité naissante ne fut pas de longue durée. La révolution de 1789 survint; l'émigration et les longues guerres,venues à sa suite, firent délaisser la station hydro-minérale de Contrexéville, au moment où elle prenait son premier essor. Les étrangers, les Anglais s urtout, ne purent plus la fréquenter; l'usage de la source fut abandonné et presque oublié pendant vingt-neuf ou trente ans.

Mais les docteurs anglais se souvenaient des cures remarquables produites sur bon nombre de leurs compatriotes. Dans leurs traités, les eaux minérales de Contrexéville étaient restées classiques comme elles le sont, du reste, dans tous les ouvrages de médecine français.

Pour y revenir on n'attendait que la paix. En effet, dans l'été de 1816, plusieurs Anglais de distinction, arrivèrent à Contrexéville. « Les sommités aristocratiques, militaires, politiques, artistiques, industrielles et finan. cières y vinrent recouvrer la santé. Des étrangers, Italiens, Espagnols, Allemands, Russes, Suédois et même Américains s'y donnèrent rendez-vous en nombre considérable. » (1)

C'est de cette époque que date la réparation des anciens bâtiments, et la construction progressive des bâtiments nouveaux dont se compose l'établissement hydrominéral tel qu'il existe aujourd'hui.

D'après d'autres relations, confirmées par la tradition à Contrexéville et dans les localités voisines, les habitants de ces contrées auraient fait usage des eaux de la source depuis un temps immémorial. On cite même les affections contre lesquelles elles étaient employées avec le plus grand succès, notamment les maladies des organes *digestifs* et *urinaires*. On regardait alors l'eau de la source « comme possédant une vertu purgative et tonique, « dans tous les cas toujours bienfaisante. » (2)

Nous venons de résumer, aussi exactement que possible, tout ce qui a été écrit (3) et rapporté sur l'histoire des eaux minérales de Contrexéville. Notre opinion personnelle est que l'on peut leur assigner une constatation beaucoup plus ancienne. Pour l'établir, il ne faut que s'en rapporter aux données historiques les plus autorisées. Chacun sait que, après la conquête des Gaules, les Romains fondèrent un grand nombre d'établissements publics et privés dans le Nord-Est de la Gaule et principalement dans cette subdivision politique connue sous le nom de

---

(1) Le docteur Treuillet, eaux minérales de Contrexéville.

(2) Le docteur Mamelet, même sujet.

(3) Nos confrères, MM. les docteurs Mamelet, Treuille, Legrand du Saulle, Millet Baud et Debout ont publié d'intéressantes notices sur Contrexéville, de 1840 à 1872.

Belgique 1re, et qui comprenait le pays de Trèves, l’Alsace, la Lorraine et la Haute-Marne. Les positions militaires furent fortifiées pour consolider la conquête; des villes et des *villa* furent bâties dans les plus beaux sites et dans les centres productifs, afin d’amener peu à peu les vaincus à supporter plus aisément le joug, en les initiant aux habitudes et au bien-être d’une civilisation plus raffinée que ne l’était la civilisation gauloise, alors dans l’enfance.

On sait aussi que les Romains recherchaient avec passion les sources thermales et minérales. Ils ont fondé les établissements de Plombières, de Bains, de Luxeuil, de Bourbonne, qui forment comme une ceinture autour de la plaine des Vosges. Cette plaine était traversée par de nombreuses voies, routes stratégiques ou commerciales, dont il reste des traces visibles. Les principales voies qui sillonnaient le département des Vosges sont celles qui suivent:

1º De Langres à Metz, sur laquelle se trouvait la station de *Noviomagus*, Neufchâteau;

2º De Langres à Strasbourg, débouchant à Lamarche, et passant à la source du Mouzon, près de Martigny, à Monthureux-le-Sec, Remoncourt, Valleroy-aux-Saules; franchissant ensuite le Mâdon au dessus de Mattaincourt, on la retrouve à Ahéville dans les bois de la Pitroye, au dessus de Mirecourt, et à Beaucamp, où elle descendait dans la vallée de la Moselle;

3º de Bâle à Metz, suivant le cours de la Moselle;

4º Enfin, une autre voie construite dans le but évident

de faire communiquer la mer du Nord à la Méditerrannée en unissant la Moselle à la Saône par le vallon du Mâdon.

Toutes ces voies paraissaient aboutir ou communiquer à Escles (canton de Darney), où les Romains avaient fondé un établissement très-important, si l'on s'en rapporte aux antiques débris trouvés en 1821, débris qui prouvent aussi que Escles était une vieille cité gauloise. On a découvert sur ce point des monuments celtiques, des pierres tombales, des statues de dieux, des aigles sculptées, des fragments de vases et un lion en pierre aujourd'hui déposé au musée d'Epinal. On y a reconnu des vestiges de thermes et de plusieurs autres édifices.

On voit encore au dessus d'Etival, près de Raon-l'Etape, les restes d'un grand camp retranché ; à Saint-Dié, le *forum*; à Darney le *castellum*; à Grand, près de Neufchâteau, les fondations d'importants édifices, des thermes et un gigantesque amphithéâtre ; dans les bois une grande quantité de *tumuli*, des restes de grandes tours et de camps fortifiés.

Nous pourrions multiplier les citations. Bornons-nous à dire que la plaine des Vosges était littéralement couverte de *villa*. Les environs de Darney, de Monthureux-sur-Saône, d'Attigny, Nonville, Bleurville, etc., etc., dénotent que l'occupation romaine avait, dans cette partie du département, une extension considérable, fait surabondamment prouvé par le grand nombre de localités qui affectent la terminaison en *court (curia)* et en *ville (villa)*.

Notre but, en reproduisant ces données historiques et

ces étymologies est de constater que dans un pays aussi connu des Romains et aussi *étroitement* occupé, les vainqueurs n'ont ignoré ni les Sources de Contrexéville, ni celles de Vittel, noms évidemment dérivés du latin : Contrexéville, dont on retrouve l'origine dans *contra acquas villa* (1); en contractant l'accusatif *acquas*, on obtient la consonne X comme on le voit dans le nom des villes thermales d'Aix, d'Ax et de Dax, etc.

L'étymologie est encore plus frappante dans le nom de Vittel, *Vitellii villa* (2). Vitellius qui fut l'ami de Tibère et de Néron, et gouverneur de la basse Germanie, contrée répondant, à peu près, à la Belgique première, ne se fit remarquer, dit l'histoire, que par sa gloutonnerie et ses débauches. Ne pourrait-on en conclure que Vitellius atteint des affections (goutte, gravelle) inhérentes à ce genre de vie, ayant eu connaissance de l'efficacité des eaux de Vittel, eût choisi pour y construire une *villa* une contrée dont les eaux pouvaient être si utiles au rétablissement de sa santé ?

On peut multiplier les exemples à l'infini : Suriauville, près de la Source du Vair, situé entre Contrexéville et Martigny et les dominant, vient de *super acquas villa* ; Bulgnéville et Bleurville *balnearum villa*, la *villa* aux bains. Or il y a eu des thermes à Bleurville et l'on suppose qu'il en a existé à Bulgnéville.

Ces citations donnent évidemment l'indice sinon la preuve certaine de l'antiquité de la station hydrominérale

---

(1) La Villa près des eaux, ou contre les eaux.
(2) La Villa de Vitellius.

de Contrexéville, au point de vue thérapeutique.

Au reste, il y a encore debout un vieux témoin de l'existence de Contrexéville comme localité importante aux premiers siècles du moyen âge ; c'est la tour de l'église ; cette tour a été heureusement épargnée, lors de l'incendie de l'ancienne basilique, par les Suédois de Gustave-Adolphe, qui ravagèrent la Lorraine pendant la guerre de *Trente ans*. La tour, construite en grès rouge, est ornée à l'étage supérieur de fenêtres, à colonnes et à plein cintre, qui sont de l'ordre roman le plus pur et de la première époque. Les fenêtres, du côté sud, ont souffert de l'incendie ; les réparations qui y ont été faites, par quelque vulgaire maçon, du temps de Charles IV de Lorraine, ont laissé subsister la trace des pleins cintres qui se remarquent sur les trois autres côtés. L'église actuelle n'a ni style ni caractère ; elle n'a pas même été rebâtie sur les fondations de l'ancienne basilique dont l'orientation était de l'est à l'ouest, suivant les règles adoptées et suivies rigoureusement pour la construction de ces édifices religieux.

Nous en concluons que le bourg du moyen âge n'a été que la continuation d'un centre de population formé près de la Source hydrominérale, par les Romains qui le nommèrent, ainsi que nous le répétons, *contra acquas villa*, d'où Contrexéville.

II

TOPOGRAPHIE

—

Contrexéville, qui dépend du canton de Vittel et de l'arrondissement de Mirecourt, se trouve entre les 47e et 48e degrés de latitude-nord et les 3e et 4e degrés de longitude-est ; il forme le sommet d'un triangle dont la base est la route de Neufchâteau à Mirecourt, et les petits côtés les routes qui conduisent de Contrexéville à ces deux points.

Ce Village se trouve ainsi placé au cœur même de la *plaine des Vosges*, dénomination de convention qui n'a de raison d'être que relativement à la chaîne des Vosges et au chaînon des monts Faucilles qui la dominent et la circonscrivent dans les directions du S. E. du Sud et du S. O. Ces montagnes séparent le département des Vosges du Haut-Rhin, de la Haute-Saône et de la Marne. Cette prétendue plaine qui comprend les arrondissements de Mirecourt et de Neufchâteau, n'est qu'une vaste étendue de terrain, très-accidenté, souvent raviné et surmonté dans tous les sens, par une série de mamelons arrondis comme le sont les *ballons* des Vosges. Ces mamelons accompagnent, de droite et de gauche, les cours d'eau secondaires affluents de la Moselle, de la Saône, de la Marne et de la Meuse. Ainsi les eaux qui prennent naissance dans la plaine des Vosges sont à la fois tributaires de la mer du Nord, de la Méditerrannée et de l'Océan atlantique, preuve incontestable de l'élévation du sol. Le sol est argileux dans le val du Mâdon, qui traverse l'arrondissement de Mirecourt et se jette dans la Moselle à Pont St Vincent; il est calcaire-jurassique dans les affluents de la Saône; calcaire dans le vallon du Vair qui aboutit à la Meuse, au-dessous de Neufchâteau, entre Coussay et Domremy la Pucelle; calcaire encore dans les affluents de la Marne et dans la partie supérieure du val de Mouzon; argileux enfin à quelques kilomètres au-dessus de Neufchâteau où il rejoint la Meuse.

De cette composition du sol il résulte un ensemble très-varié, comme aspect et comme production. En effet, la *plaine des Vosges*, diminutif gracieux de l'ensemble général de la Lorraine, est propre à tous les genres de culture. Les céréales de toute espèce y abondent; les prairies qui accompagnent invariablement les cours d'eau produisent des foins de qualité supérieure. Les fourrages artificiels y sont cultivés avec le plus grand succès. Les pentes des mamelons, exposés au midi produisent des vins légers mais délicats, généralement consommés dans le pays et très-appréciés en raison de leur bouquet spécial; dans les années chaudes, ces vins atteignent la qualité supérieure des produits moyens de la Côte-d'Or. Cela s'explique si l'on veut bien remarquer que la Saône, conduisant une partie des eaux vosgiennes dans le Rhône, prend sa source dans le canton de Bains, autrefois de l'arrondissement de Mirecourt. La vallée de la Saône appartient en entier au sol lorrain par sa flore, sa faune, et la forme de ses collines qui prolongent, jusqu'à Lyon, les croupes arrondies des ballons vosgiens.

Les produits forestiers de la plaine des Vosges, composés de toutes les essences dures et tendres, sont très-appréciés comme bois de construction et comme bois de merrain dont il s'expédie annuellement par la Saône des flottages considérables pour la Provence, le Languedoc et le Roussillon.

Sur plusieurs points, notamment à Saint-Ouen, près de Contrexéville, se fabriquent des meubles en chêne, forme moyen-âge, qui sont l'objet d'un grand débit en Lorraine et à Paris.

Les cantons de Darney, de Bains, de Monthureux-sur-Saône sont littéralement couverts de forges qui produisent une quantité notable de fers coulés, de fers forgés, d'aciers, d'instruments de culture et d'ustensiles en fer battu.

La plaine des Vosges fournit abondamment la chaux, le plâtre, les pierres meulières et les pierres lithographiques. En se rapprochant de la région montagneuse, on trouve les marbres, le porphyre, les grés rouges et le granit.

Près de Contrexéville on remarque un bassin houillier dont l'exploitation première a commencé à Saint-Menge et à Gemmelaincourt, il y a quarante ans, et vient d'être cédée à une puissante compagnie. Le chemin de fer de Neufchâteau à Epinal doit traverser ou longer ce bassin et mettre en rapport des mines riches et profondes, si l'on s'en rapporte aux sondages qui ont été pratiqués sur une superficie de quarante kilomètres carrés. Bientôt, il faut l'espérer, la houille extraite des mines vosgiennes affranchira notre pays d'une partie du tribut payé aux charbons d'Allemagne, de Belgique et d'Angleterre.

Si le chemin de fer projeté ne remonte pas le val du Vair jusqu'à Contrexéville, comme un premier plan le faisait espérer, la ligne préférée n'en aurait pas moins un point d'arrêt qui desservira cette station hydro-minérale à 12 kil. de distance *maxima*.

A ces divers moyens de production il faut ajouter les fabriques d'instruments de musique qui ont répandu, dans le monde entier, la réputation de Mirecourt (*Mira Curia* des Romains.) La confection des dentelles y a contribué pour sa part; cette industrie fait vivre des milliers de femmes et de filles de la campagne qui y consacrent leurs moments perdus dans la belle saison et tout leur temps pendant les longs hivers qui règnent au pied des monts vosgiens.

C'est aux anciens ducs de Lorraine qu'est dûe la fondation de l'industrie dentellière dans leurs états. La tradition rapporte qu'ils firent venir de Venise et des Flandres d'excellents ouvriers des deux sexes auxquels il fut accordé des avantages particuliers pour les fixer dans le pays. Ce mode de procéder était dans les habitudes de ces intelligents souverains. C'est à eux que l'on doit aussi l'installation des cristalleries et des verreries. « Le duc Jean II octroya, en 1448, une charte à ceux qui se livraient à ce genre d'industrie; on l'appelle la charte des verriers; un nouveau titre, accordé en 1469 confirma les priviléges qu'il leur avait accordés. » (1)

C'est à cette origine que l'on doit la portion de la noblesse Lorraine, connue sous le nom de gentilshommes verriers, qui a fait souche de familles très-connues et très-honorées de nos jours.

On le voit, les richesses agricoles, industrielles, commerciales et minérales de la plaine des Vosges sont des plus fécondes. Toutefois, les procédés d'agriculture et d'horticulture ainsi que l'exploitation des carrières laissent beaucoup à désirer; il est de toute probabilité que ces divers moyens de production prendront leur essor après la construction de la voie ferrée que l'on a tant tardé à construire, retard fâcheux qui, nous l'avons dit, ne tardera pas à être réparé. Si au chemin de fer vient s'ajouter un canal entre Saône et Moselle, et un autre entre Moselle et Meuse, la prospérité de cette contrée fera d'immenses progrès en peu de temps.

Il n'entre pas dans notre cadre de décrire la région montagneuse, dont Contrexéville est éloigné de quarante kilomètres. Si nous traitions ce sujet nous pourrions affirmer, sans crainte de démenti, que tous les voyageurs qui ont visité les lacs de Gérardmer, Longemer et Retournemer, (2) ont fait l'ascension de nos ballons, leur donnent une préférence marquée sur la Suisse, les vallées des Alpes et des Pyrenées. Est-ce la forme arrondie des montagnes et des collines, est-ce la coupe gracieuse des vallons, ou bien ces immenses tapis

----

(1) Géographie des Vosges, par Gérard Gley.

(2) Les lacs supérieurs des Vosges sont des volcans éteints dont le cratère est aujourd'hui rempli par les eaux provenant de la fonte des neiges.

de verdure qui varient depuis la teinte claire des près jusqu'aux sombres couronnes de sapins ? Sont-ce les eaux vives ou dormantes, mais toujours limpides de nos rivières, de nos lacs ? Est-ce le sable doré sur lequel elles coulent ou reposent ? Est-ce le calme et le bien-être dont on jouit au milieu des habitants laborieux et hospitaliers qui vous entourent ? C'est tout cela, un peu de tout cela ; on le sent mieux qu'on ne saurait l'exprimer.

L'élévation de Contrexéville, au-dessus du niveau de la mer, a été exactement calculée à 342 mètres. Cette côte est applicable, en moyenne, à toute la plaine des Vosges dont nous avons dit que ce village est le centre. Il en résulte une température plutôt basse qu'élevée, maintenant dans l'atmosphère une fraîcheur qui serait très-agréable, si de fréquents orages, amenés par le voisinage des Vosges et des monts Faucilles, n'en dérangeaient brusquement l'équilibre.

Le village est bâti au fond d'un vallon, formé par deux collines dont la pente est très rapide bien que la cîme n'ait que quarante mètres d'altitude. La direction du vallon est du sud au nord, point où il s'élargit et forme une petite plaine.

La rivière a sa principale source au milieu du village et s'y réunit au ruisseau de Dombrot.

La population s'élève aujourd'hui à 730 habitants.

Les maisons villageoises, qui toutes sont bâties sur le type adopté depuis longue date en Lorraine, font place, peu à peu, à des hôtels commodes, à des maisons bourgeoises, et à des logements en rapport avec les habitudes des visiteurs qui viennent faire usage des eaux et qui ne trouvent pas place à l'établissement hydrominéral.

Cet établissement est situé au centre du village, à peu près au milieu des hôtels particuliers dont il vient d'être parlé, au-devant d'un parc aux vertes pelouses, emplanté d'arbres de haute-futaie, traversé par le ruisseau de Suriauville qui vient y rejoindre le Vair.

Les bâtiments qui le composent ne sont remarquables par aucun caractère spécial d'architecture ; on s'aperçoit qu'ils ont été construits, l'un après l'autre et à différentes époques, sans plan d'ensemble. L'habitation n'en est pas moins en conditions des plus confortables.

Une grande grille donnant sur une rue transversale du village forme l'entrée de l'établissement hydrominéral. Ces bâtiments sont séparés par un joli square, ombragé d'épais feuillages. Les bâtiments de gauche contiennent le siége de l'administration et les bureaux, la salle à manger et les salles d'inscription des buveurs ; derrière et y attenant se trouve un bureau télégraphique.

Dans les bâtiments de droite sont les bains, les douches, les salles de billard, de lecture et les salons de compagnie ; au-devant des salles de bains jaillissent les sources dites du *Prince* et du *Quai*. De chaque côté les étages supérieurs sont affectés aux appartements et chambres des visiteurs. Depuis l'an dernier une jolie salle de spectacle, pour l'opérette et le vaudeville, a été construite grâce à l'initiative intelligente de M. de Saulxures, directeur actuel de l'établissement. Cet habile administrateur a proposé au conseil de la Société plusieurs autres améliorations qui ont été adoptées et s'exécuteront progressivement.

Le fond du square est terminé par une galerie couverte, demi-circulaire et vitrée. Au milieu de la galerie, à vingt centimètres en contre-bas du sol, émerge la célèbre source dite du *Pavillon*. Cette galerie sert de promenoir par les temps pluvieux ; elle a un autre genre d'utilité ; divers marchands y ont établi leur étalage ; on y possède un bazar bien approvisionné, des comptoirs de dentelles et de broderies, de remarquables tapisseries d'Epinal, une librairie, d'excellentes confiseries, et les faïences si remarquables de Majorel (de Nancy), coutellerie de Langres, etc.

Par le beau temps le parc et ses dépendances sont d'exquises promenades très-appréciées et très-fréquentées.

L'établissement hydrominéral est donc aussi complet que possible ; la société qui en dirige aujourd'hui l'exploitation a l'intention d'agrandir les constructions, d'en régulariser l'architecture, de les mettre enfin en rapport avec la réputation toujours croissante des eaux minérales de Contrexéville. C'est un projet auquel on ne saurait trop applaudir.

Mais un fait dominant subsiste et rallie toutes les opinions ; c'est que les eaux de Martigny et de Vittel sont moins minéralisées que celles de Contrexéville. C'est l'aveu le plus complet de l'infériorité des eaux de Vittel ; car c'est aux sels de chaux et principalement au sulfate, que les eaux de Contrexéville, Martigny et Vittel doivent toute leur efficacité, ou, autrement dit, leur action *diurétique* si puissante ; nous ajouterons même leur *action reconstituante.*

Contrexéville communique par d'excellentes routes aux principales villes voisines : Mirecourt, 26 kilom. ; Darney, 22 kilom. ; Lamarche, 20 kilom. ; Bourbonne, 47 kilom. ; et Neufchâteau, 27 kilom.

Ces routes sont toutes desservies par des voitures publiques plus solides qu'élégantes, ou par des voitures à volonté, depuis la grande berline jusqu'au modeste char-à-bancs.

Les localités les plus voisines sont les bourgs de Vittel, 4 k. et de Bulgnéville, 5 k. Puis les villages de Lignéville, 6 k. ; de Suriauville, 3 k. ; Dombrot, 4 k. ; Norroy, 3 k. ; Mandres, 11 k. et Outrancourt, 2 k. Les routes qui y conduisent sont toutes de charmantes promenades. Si l'on désire faire de plus longues excursions, on peut choisir le plateau de La Mothe, 17 k. ou celui de Bauffremont, 13 k., deux anciennes citadelles lorraines qui défendaient l'entrée du duché du côté de la Champagne. Ces deux forteresses étaient assez rapprochées pour communiquer autrefois par un large souterrain dont les voûtes existent encore. A Bauffremont on peut voir debout l'enceinte des remparts, la porte principale avec son pont-levis et les ruines des tours.

On nous permettra de relater ici les formidables siéges que la place de La Mothe soutint, l'un, en 1634, contre l'armée envahissante de Louis XIII, l'autre, en 1645, contre les troupes de Louis XIV. La défense de ces derniers remparts lorrains eut un retentissement dont le souvenir existe, dans la contrée, aussi vivant qu'au premier jour ; ce fait d'armes combla de gloire la poignée de soldats qui restait alors au duc Charles IV. La Mothe ne fut pas prise en 1634. Après six mois de résistance opiniâtre, la garnison, réduite à 400 hommes, ne se rendit que sur l'ordre réitéré de ce prince, qui guerroyait alors sur les bords du Rhin. Exténués par la faim, les blessures et les maladies, pouvant à peine supporter le poids de leurs armes, ces braves gens défilèrent devant l'armée française qui leur rendit les plus grands honneurs. Les habitants de La Mothe prirent une part active à cette mémorable défense ; les femmes et les filles luttèrent de courage et de dévouement avec leurs maris et leurs pères. C'est qu'il s'agissait, en ce moment suprême, de combattre pour l'indépendance de la Lorraine. (1)

Les touristes qui se proposent de visiter les ruines de La Mothe devront se hâter. On ne sait par quelle mesquine mesure d'économie le plateau de La Mothe vient d'être labouré et emplanté d'arbres qui couvriront bientôt l'emplacement où fut une cité célèbre dans les annales de la Lorraine. Comment ne s'est-il pas trouvé la voix d'un archéologue pour empêcher la charrue de profaner ces nobles ruines ? Il est vrai que le plateau

---

(1) C'est au siége de La Mothe, en 1634, que l'on fit pour la première fois usage de la bombe. Cette place fut reprise en 1645 par Villeroi et rasée.

de La Mothe appartient aujourd'hui au département de la Haute-Marne, d'après une délimitation quelque peu arbitraire. Pourquoi ne pas avoir laissé au département des Vosges ce qui appartint à la Lorraine ? Les Vosgiens auraient respecté les ruines de La Mothe.

Les amateurs de beaux sites ont beaucoup d'autres points à visiter ; à 4 kilomètres de Contrexéville le haut Salin, point culminant d'où l'on découvre le contre-fort méridional des Vosges, et les sommets du Jura ; ensuite les monts Faucilles dont une branche se dirige vers Langres ; une autre branche prend la ligne du Nord, forme les hauteurs de Lamarche, les plateaux de La Mothe et de Beauffrémont, le haut de Châtenois, le mont St-Jean, les hauteurs de Vicherey, et se termine aux monts de Vaudémont et de Sion, entourant ainsi d'un autre demi-cercle la plaine des Vosges.

N'oublions pas le fameux chêne des partisans, dans la forêt de St-Ouen, tout près de Contrexéville.

Mais si l'on désire connaître le pays en détail et en emporter un bon souvenir, il faut visiter les cantons de Darney et de Monthureux-sur-Saône, si remarquables par leurs forges et leurs usines.

Il faut voir le Val du Mâdon ; s'arrêter à Mirecourt où naquit le bienheureux Pierre Fourrier, et voir à Mattaincourt la belle église qui renferme le tombeau de ce saint personnage ; la vallée de la Meuse de Neufchâteau à Vaucouleurs ; la perte de cette rivière à Bazoilles-sous-Neufchâteau ; la maison de Jeanne d'Arc à Domremy-la-Pucelle à 11 kilomètres de Neufchâteau ;

l'amphithéâtre de Grand à 22 kilomètres de la même ville.

Si de la plaine des Vosges on passe aux montagnes il faut prendre la route de Bains, visiter Plombières et ses environs, le Val-d'Ajol et la vallée des Roches ; déboucher à Remiremont et parcourir la vallée de la Moselle d'Epinal à St-Maurice ; faire l'ascension du ballon d'Alsace au pied duquel naît la Moselle aux célèbres sources de Bussang ; aller ensuite à St-Dié par les lacs de Gérardmer, Longemer et Retournemer. Nous pouvons prédire aux touristes qu'ils reviendront charmés d'avoir fait cette excursion qui n'est pas de trop longue haleine, puisque Contrexéville est à 45 kilomètres de la vallée de la Moselle, et à 100 kilomètres de St-Dié.

III

PROVENANCE, ANALYSE CHIMIQUE, ET PROPRIÉTÉS MÉDICALES DES EAUX MINÉRALES DE CONTREXÉVILLE.

—

Les remarquables études faites en 1857, sur les sources de Contrexéville, par M. l'Ingénieur en chef Jutier, ont démontré, d'une façon péremptoire, quelle est la situation géologique du sol de ce village et des terrains qui l'environnent.

« Les berges de la vallée sont formées de couches « généralement minces de calcaire marneux, séparant « des assises de calcaire plus dur, le plus souvent fen- « dillées, en plaques de 10 à 20 centimètres d'épaisseur. « Ce terrain donne facilement passage aux eaux qui « tombent à sa surface ; ces eaux circulent au travers « de ces couches » et forment des ruisseaux souterrains qui émergent à découvert lorsqu'ils trouvent une issue.

Le fond plat de la vallée est constitué par une couche d'argile compacte que nous avons déjà décrite. La nature de cette couche, sa parfaite homogénéité, sa continuité constatée dans tous les sens de la vallée prouvent que la couche s'étend régulièrement sous les terrains calcaires qui forment les berges de la vallée, et sur une épaisseur qui varie de deux à trois mètres. Cette couche repose sur un fond de calcaire, dur, très-résistant et oppose ainsi une barrière imperméable aux eaux pluviales, d'où il résulte que les eaux d'infiltration ne peuvent se mêler aux eaux qui circulent sous la couche d'argile.

Cette disposition du terrain prouve déjà suffisamment que ni les eaux du Vair, ni celles des ruisseaux ou sources, qui se jettent dans le lit de cette rivière, n'ont aucune relation possible avec les eaux minérales qui émergent soit à la fontaine du *Pavillon*, soit à celles du *Prince* et du *Quai*.

Où prennent naissance ces eaux minérales ? On en attribue la provenance à une nappe située sous le mamelon du Haut-Salin, à 4 kilomètres S. O. de Contrexéville. Ce qui confirme cette opinion et lui donne un grand caractère d'exactitude, c'est que les eaux minérales de Contrexéville, soit qu'elles aient jailli sous un coup de sonde, ou se soient frayé un passage au travers des couches inférieures de calcaire dur et de la couche d'argile, s'élèvent verticalement d'une profondeur de 15 à 20 mètres, comme celles d'un puits artésien, ce qui atteste nécessairement l'existence d'un bassin plus élevé. Le plateau du Haut-Salin est d'autant mieux indiqué comme contenant le réservoir supérieur que les eaux minérales de Martigny émergent aussi à 4 kilomètres de distance de ce mamelon, — mais dans une orientation opposée à celle de Contrexéville. — On peut assigner aux eaux minérales de Vittel une semblable origine. Les eaux de ces trois stations se sont donc nécessairement minéralisées, dans leur trajet souterrain, au travers des couches de calcaire dur, placées sous la couche d'argile.

L'identité d'origine de ces sources se prouve surabondamment par la nature de leur composition chimique,
qui présente une grande analogie et ne varie que par
l'influence des terrains traversés, depuis la nappe centrale jusqu'au point d'émergence.

Enfin, s'il est établi, *géologiquement parlant*, que
les cours d'eau inférieurs, *d'une même région*, suivent
une direction correspondant à celle des cours d'eau supérieurs, on voudra bien remarquer que le Haut-Salin,
l'un des points culminants de la ligne de partage des
eaux de la plaine des Vosges, domine le ruisseau de
Suriauville et la source supérieure du Vair, tous deux
tributaires de la Meuse, au Nord ; et, d'un autre côté,
le ruisseau de Martigny, qui coule au Sud vers le bassin
de la Saône. Or, les eaux minérales de Contrexéville et
de Vittel, d'une part, et les eaux minérales de Martigny,
d'autre part, *suivent souterrainement la même direction*.

Plusieurs analyses des eaux de Contrexéville, de Martigny et de Vittel ont été faites en ces derniers temps.
Il faut citer d'abord les analyses préparatoires exécutées
en 1855, par M. A. Pommier, pharmacien à Mirecourt.
En 1856, M. O. Henry, délégué par l'Académie de médecine, fit, sur place, de nouvelles analyses et renouve-
la ses travaux chimiques au laboratoire de Paris. On a
généralement adopté les chiffres donnés par M. O. Henry. Nous reproduisons l'analyse des sources principales
des trois établissements, négligeant à dessein les sources secondaires, et réservant notre appréciation sur la

comparaison faite de ces résultats analytiques et surtout sur les inductions pathologiques que l'on a cru pouvoir en tirer.

	Contrexéville SOURCE du Pavillon	Martigny Source n° 1	Vittel Grde Source
Acide carbonique libre.	0,019	Traces	1|10 d. vol.
Bi-carbonates de chaux	0,675	0,1700	0,185
de magnésie. . . .	0,220	0,1980	0,079
de soude	0,197	0,0168	
de fer et de manganèse	0,009	0,0098	0,010
de strontium carbonaté	indices	»	»
Silicates de soude.	0,129	0,0532	»
de chaux.	traces	0,0029	traces
Phosphate de chaux. :	d°	0,0028	d°
Sulfates anhydres de chaux . .	1,150	1,4240	0,440
de magnésie . .	0,190	0,3300	0,182
de soude . .	0,130	0,2299	0,326
de potasse . .	indices	»	»
de strontium . .	»	»	traces
Chlorures de sodium.	0,140	0,0650	0,220
de potassium.		0,0090	
de magnésium	0,040	»	
de lithium.	»	0,0300	»
Traces d'alumine, de fluor, d'arse- niate, matière organique azotée, etc.	0,070	0,1136	0,047
Total	2,960	2,6570	1,739

Une nouvelle analyse faite en 1859, spécialement pour les eaux de Martigny, par M. le professeur Jacquemin, de Strasbourg, et M. le docteur A. Robert, a été suivie de l'examen comparatif dont nous avons parlé plus haut. Il en résulte que si l'eau de Contrexéville est la plus richement minéralisée, Martigny rachèterait cette infériorité par la présence de la *lithine* et des *silicates* dans sa source n° 1, et par l'existence du *bi-carbonate* et du *crénate de fer* avec traces de *manganèse* dans sa source n° 2 ; que Vittel possède en plus sa source ferrugineuse dite des *Demoiselles*, *bi-carbonatée*, *crénatée* et possédant aussi du *manganèse*.

Dans une brochure, publiée en 1870, sur l'établissement de Martigny, il a été avancé que les caractères différentiels de Martigny, Vittel et Contrexéville portent sur deux agents chimiques importants : la *lithine* et les *silicates*.

« Les eaux de Vittel, *moins calcaires*, dit M. le doc- « teur Patézon, *plus magnésiennes*, *plus digestives*, « supportent mieux le transport que celles de Contrexé- « ville. » Pourquoi ? l'auteur n'en dit rien.

Le même auteur vante la salubrité de Vittel, la largeur de la vallée, l'air pur qu'on y respire, et une foule d'avantages exceptionnels *dont il semblerait que les localités voisines fussent dépourvues*.

En admettant que la *lithine*, les *silicates*, le *manganèse* se trouvent dans les eaux de Martigny et de Vittel, il faut nécessairement admettre que les eaux de Contrexéville en contiennent aussi, *et en proportions au moins égales*, puisqu'elles sont plus richement minéralisées. (Pure question d'analyse chimique).

Notre confrère, M. le docteur Debout, inspecteur des eaux minérales de Contrexéville, a déjà établi combien peu la *lithine* avait justifié les espérances que l'on croyait pouvoir fonder sur cet agent chimique. Nous partageons entièrement l'opinion de notre confrère, et nous affirmons, en outre, qu'il en est de même des effets que l'on attribue aux *silicates*, au *manganèse* et à la *magnésie* dans les autres sources. Notre conviction sur tous ces points est solidement établie d'après de longues et consciencieuses observations. Nous ne saurions trop le répéter, les eaux minérales de Contrexéville, de Martigny et de Vittel *sont congénères*, par conséquent identiques ; leur qualité et leurs effets sont les mêmes ; ces eaux proviennent d'une même nappe centrale ; elles se minéralisent en traversant des couches calcaires de même nature, ce dont on voudra bien se convaincre en jetant un coup d'œil sur les chiffres offerts par les analyses dont les côtes établissent toutefois, en faveur de Contrexéville, un degré supérieur de minéralisation.

IV

DES EFFETS PHYSIOLOGIQUES DES EAUX DE CONTREXÉVILLE, DU DANGER DE L'EMPLOI ABUSIF OU INTEMPESTIF DE CES EAUX.

Les eaux minérales de Contrexéville ne sont pas thermales comme beaucoup de personnes le croient encore ; leur température constante est de 11° 1⟮2 centigrades.

Ces eaux ne sont pas et ne sauraient être purgatives, nous ne saurions trop le répéter, car les sels de magnésie (bi-carbonate, sulfate, chlorure) n'y existent que dans une proportion trop minime pour produire même un effet laxatif. C'est donc avec un certain étonnement que nous entendons vanter les qualités purgatives des eaux de Vittel, et même de la source de la Souveraine à Contrexéville. On ajoute encore que ces eaux sont laxatives et *beaucoup plus digestives* que les eaux de la source du Pavillon, parce qu'elles contiendraient plus de magnésie et moins de sels de chaux. Autant de mots autant d'erreurs ; car, ainsi que nous l'avons établi, c'est à leur action diurétique et reconstituante et à *nulle autre cause* que les eaux de Contrexéville, de Martigny et Vittel doivent leur efficacité.

Au reste, jamais on n'a entendu, à Contrexéville, les buveurs se plaindre de la non-digestibilité de l'eau de la source du Pavillon ; c'est tout le contraire, les personnes qui la boivent voient, au bout de quelques jours, leur appétit notablement s'augmenter, et l'activité de la digestion s'accroître de même.

Comment et pourquoi l'usage de ces eaux détermine-t-elle souvent des selles abondantes ? Nous allons l'expliquer.

Lorsqu'on boit une certaine quantité de verres d'eau minérale, la totalité du liquide n'est pas toujours absorbée par la circulation. Ce qui reste dans les intestins est forcément évacué par les voies naturelles ; mais ce n'est pas une purgation, c'est un véritable lavage des intestins.

Il arrive fréquemment qu'aussitôt après l'ingestion d'un seul verre d'eau minérale, le buveur ressent le besoin d'aller à la selle, d'où il conclut que l'eau minérale est essentiellement purgative. Il arrive même qu'un semblable effet se produit après chaque verre d'eau ingéré quelqu'en soit le nombre.

Il est à remarquer, tout d'abord, que, chez certains buveurs, l'intestin est d'une susceptibilité telle que la diarrhée s'y produit immédiatement après l'ingestion *d'une boisson froide quelconque.*

Chez d'autres, le même accident se présente lorsqu'ils n'ont pas pris la précaution de se couvrir l'abdomen d'une ceinture de flanelle, ou bien parce qu'ils sont trop légèrement vêtus, ou bien parce qu'ils s'exposent à l'action d'un courant d'air, au moment où ils sont en transpiration.

En de telles conditions, il n'est pas étonnant que l'effet laxatif se produise. On évitera cet accident et on en rendra le retour impossible, au moyen de précautions

hygiéniques, dont les buveurs ne doivent jamais se dé-
partir : la ceinture de flanelle, les vêtements chauds,
point de courants d'air ; telles sont nos recommandations
sur ce point.

Il nous faut combattre aussi un préjugé beaucoup
trop répandu.

Plusieurs buveurs s'imaginent que l'eau minérale de
Contrexéville n'a d'action salutaire qu'autant *qu'elle
produit un effet laxatif;* c'est une grande erreur,
et, nous ne saurions trop le répéter, l'eau qui s'échappe
par l'intestin, au fur et à mesure de l'ingestion *est de
l'eau perdue.*

Si, au contraire, l'eau minérale passe par les reins,
l'effet physiologique est rempli, car, ainsi que nous
l'avons dit, les urates de chaux et de soude, en excès
dans le sang, ne peuvent être éliminés que par leur
émonctoire naturel : les reins.

Les eaux minérales de Contrexéville sont *si peu
laxatives* que nous avons vu, chez quelques buveurs,
l'ingestion de l'eau minérale, *même jusqu'à douze
verres dans la matinée,* être suivie de constipation
opiniâtre. On y remédie en administrant quelques
grammes de magnésie calcinée dans le premier verre
d'eau bu à la source, le matin.

Il nous reste à appeler sérieusement l'attention sur
certaines habitudes imprudentes qui se propagent parmi les buveurs. Plusieurs d'entre eux s'imaginent encore qu'ils ne courent aucun risque à faire usage de
l'eau minérale d'une manière immodérée, *ne prenant*

conseil que d'eux-mêmes. Ces personnes s'exposent, disons-le bien haut, à des accidents très-graves, tels que :

1° L'indigestion d'eau minérale ;

2° La rétention d'urine ;

3° Quelquefois même l'hydropisie de poitrine, avec épanchement considérable et très rapide dans la cavité des plèvres. En 1867, un buveur imprudent a succombé, en trente-deux heures, à cette affection.

Dans le cas d'indigestion, on est obligé de renvoyer les malades dans leurs foyers, parce qu'ils ne peuvent plus ingérer un seul verre d'eau.

En cas de rétention d'urine, il faut pratiquer le cathétérisme, opération très-simple en elle-même mais quelquefois suivie d'accidents très-graves d'après l'état de la vessie et la complexion des personnes (1).

Les mêmes faits se produiraient nécessairement à Martigny et à Vittel, si les eaux y étaient prises en semblables conditions. Il est vrai de dire, à la louange des habitudes adoptées à Vittel, qu'aucun buveur n'y prend un seul verre d'eau sans l'avis des médecins consultants ou du médecin inspecteur. C'est un bon exemple à imiter.

(1) Voir la note envoyée à l'académie de médecine, en 1867, par le Docteur Caillat, alors médecin inspecteur, et intitulée : Des accidents graves provenant de l'usage intempestif ou abusif des eaux minérales de Contrexéville, ayant occasionné la mort.

MÉMOIRE
PRÉSENTÉ A L'ACADÉMIE DE MÉDECINE

TRAITEMENT
DE LA GRAVELLE, DE LA GOUTTE, DE LA DYSPEPSIE, DE LA CHLORO-ANÉMIE ET DU CATARRHE VÉSICAL

1º Par les eaux minérales alcalines à base de chaux, (Contrexéville, Martigny, Vittel).

2º Par les eaux minérales alcalines à base de soude, (Vichy, Cusset, Vals),

3º Effets comparatifs de ces eaux.

Les appréhensions qu'éprouvent les personnes atteintes de la pierre ou de la gravelle, ou même celles qui n'ont qu'une simple prédisposition à ces maladies, ne sont que trop justifiées par de récents exemples qui ont eu du retentissement. Quand bien même il ne s'agirait que des inquiétudes des calculeux, vrais ou imaginaires, il est nécessaire que la lumière se fasse sur cette importante question. Il est temps d'opposer un traitement rationel aux affections qui existent et d'en préciser les moyens préventifs. Tel est le but que nous nous proposons en publiant les observations nombreuses que nous avons eu lieu de faire, comme médecin consultant, aux Eaux de Contrexéville, observations qui nous ont démontré, de la façon la plus évidente, qu'autant les eaux alcalines à base de chaux, sont efficaces pour le traitement et la guérison des graveleux, autant les eaux alcalines, à base de soude, leur sont contraires. Après un très-sérieux examen, après des expériences concluantes, nous sommes autorisé à affirmer que, si l'on va *graveleux* à Vichy, l'on en revient le plus souvent *calculeux*.

Déjà Barruel, en 1837, alors qu'il était préparateur au laboratoire de chimie de l'école de médecine de Paris, avait eu l'intuition de cette vérité. Un jour qu'il venait d'analyser divers calculs vésicaux, ayant pour noyau un gravier d'acide urique, et pour enveloppe du phosphate de chaux ou ammoniaco-magnésien, il en témoigna sa surprise à Orfila, en lui disant :

« Est-ce que, par hasard, les eaux de Vichy, donne-
« raient la pierre? Tous les malades, dont voici les
« calculs ont fait usage des eaux de Vichy. Avant d'y
« aller, ils *fabriquaient* de l'acide urique, et, après
« leur retour, ils ont *fabriqué* du phosphate de chaux ;
« ce qui pourrait facilement s'expliquer par la décom-
« position des phosphates acides de l'urine *par la*
« *soude*, et conséquemment, leur transformation en
« phosphates insolubles. »

Orfila répondit :

« Le corps humain n'est pas un verre à expérience, » et tout fut dit.

La question posée par Barruel me sortit de la mémoire et j'y attachai même peu d'importance, pensant qu'un maître comme Orfila ne pouvait se tromper. Ce n'est qu'à dater de 1866, époque à laquelle je vins à Contrexéville comme médecin consultant, et après avoir attentivement observé un grand nombre de sujets atteints de gravelle, ou de calculs vésicaux, que je finis par reconnaître et constater que Barruel avait raison.

ORIGINE DE LA PIERRE

Avant de parler du traitement rationnel de la gravelle, nous croyons devoir attirer l'attention des praticiens sur les causes diverses qui produisent cette affection.

Gravelle avec urines acides. — Les graviers de nature acide sont :

1° Graviers ou calculs uriques ; faciles à reconnaître à leur couleur rouge-brique, plus ou moins prononcée ;

2° Graviers oxaliques, *généralement* composés d'oxalate de chaux ; ils ont reçu le nom de calculs *mûraux*, en raison de leur ressemblance avec le fruit du mûrier, couleur et forme. Les graviers d'acide oxalique pur sont très-rares.

3° Graviers cystiques. — Très-rares chez l'homme, nous croyons ne devoir en parler que pour mémoire.

La gravelle urique est, on le sait, particulière aux personnes pléthoriques, notamment à celles qui se livrent aux excès de table, ou à un régime alimentaire par trop azoté ; de là, *l'origine* des graviers et calculs uriques.

La gravelle oxalique se remarque chez les personnes qui, dans leur alimentation, font abus des plantes contenant de l'oxalate de potasse, autrement dit, du sel d'oseille. *L'origine* des calculs ou graviers oxaliques trouve encore ici les causes déterminantes et sa définition.

Gravelle avec urines alcalines. — Les graviers et calculs de nature alcaline sont de deux sortes :

1° Graviers de phosphate de chaux.

2° Graviers de phosphate ammoniaco-magnésien.

Cette gravelle, qui a reçu le nom de gravelle grise et de gravelle catarrhale, ne se rencontre que chez les personnes *débilitées* et atteintes de chlorose ou d'anémie.

« L'alcalescence de leurs urines, (a dit notre confrère « Baud,) provient de l'inertie vitale, de l'appauvris- « sement de l'organisme et de l'insuffisance de répara- « tion. Chez ces personnes, les acides dérivés de notre « économie sont produits puis excrétés en proportions « successivement plus faibles. Les principes basiques « soude, chaux, magnésie, ammoniaque) sont, au con- « traire, éliminés plus abondamment ; et, de ces deux « faits, *inverses* mais *concordants*, résulte l'alcales- « cence du liquide urinaire. A dater de là les phosphates « de chaux et de magnésie, solubles quand ils étaient « pourvus *d'une double dose d'acide phosphorique,* « deviennent insolubles maintenant qu'ils ont dû en « céder une portion aux bases surabondantes ; à celles- « ci vient encore s'ajouter l'ammoniaque, produit des « décompositions animales qui s'effectue en dehors des « influences de l'activité vitale ; en s'associant au phos- « phate de magnésie, il le rendra encore plus concres- « sible».

Telle est la diathèse phosphatique, et telle est *l'ori- gine* des graviers et calculs de nature alcaline.

MM. Gosselin et Robin, dans le savant et remarquable mémoire qu'ils ont présenté dernièrement à l'Académie des sciences, ont fait connaître que, en administrant une limonade où l'acide benzoïque entre dans la proportion d'un millième et est ingéré à la dose de 1 gr. 50 à 2 gr. dans les 24 heures, ils parviennent à modifier complètement, au bout de huit jours, l'alcalescence de l'urine, au point de la rendre même acide. Or, combattre l'alcalinité des urines c'est combattre la formation des graviers ou des calculs.

Nous ne pouvons que nous ranger ici à l'opinion de nos éminents confrères ; ils sont dans le vrai.

Après cette définition de *l'origine* des calculs de *nature acide et alcaline*, abordons la question des calculs *mixtes* et surtout celle *de leur provenance*. Nous en avons observé de trois sortes :

1° Calculs ayant pour noyau un gravier acide (urique ou oxalique) avec enveloppes plus ou moins nombreuses de phosphate de chaux ou ammoniaco-magnésien, dont les couches concentriques sont quelquefois parfaitement distinctes.

2° Calculs dans lesquels le sable urique se montre intimement uni et comme cimenté avec des phosphates de chaux ou de magnésie et d'ammoniaque ; ces calculs sont généralement très-rugueux en raison du sable adhérent à leur surface.

3° Calculs ou plutôt graviers, (car nous ne les avons observés que sous cette dernière forme) de la grosseur d'un gros pois chiche, très-mous, très-blancs à l'extérieur ; divisés à l'aide d'un couteau ils présentent à l'intérieur un piqueté rouge sur fond blanc, avec un cercle de cette dernière couleur, c'est du phosphate amorphe de chaux uni à du sable urique.

En 1871, notre excellent confrère le docteur Brun, trésorier de l'association générale des médecins de France, se trouvant à Contrexéville, m'appela pour me montrer, dans une boite qu'il tenait à la main, une dizaine de petites boules blanches parfaitement arrondies, de la grosseur d'un pois chiche, et me demanda. « Qu'est-« ce que cela ? » « Ce sont des *bonbons fabriqués* à « Vichy, lui répondis-je, ou autrement dit, c'est du sa-« ble urique uni à du phosphate amorphe de chaux, « avec une enveloppe de même substance. Le malade « qui a rendu ces graviers est allé, *pour le moins*, deux « années de suite à Vichy, ou à Vals. »

« Il n'y a jamais mis les pieds, reprit le docteur Brun. »

« Pardonnez-moi, Monsieur Brun, répondit la per-« sonne qui avait rendu ces graviers. Je suis allé à « Vichy pendant deux ans, ainsi que le dit M. Le Cler. »

Alors, à l'aide d'un couteau, je divisai l'un de ces graviers et je démontrai à mon confrère, le docteur Brun, avec la plus complète évidence, la justesse de mon appréciation. La composition intérieure de la petite boule consistait en sable urique présentant un piqueté rouge sur fond blanc (phosphate amorphe de chaux).

J'ai cru devoir rappeler cet entretien qui a vivement impressionné M. le docteur Brun et l'a rangé, je le pense, entièrement à mon opinion.

Dans les calculs *mixtes* on remarquera peut-être, avec surprise, que les deux diathèses (l'acide et l'alcaline se sont intimement unies entre elles, pour donner naissance à un produit qui tient des deux types. Comme conséquence de ce qui précède, nous devons faire observer que la gravelle acide est particulière aux pléthoriques et la gravelle alcaline aux anémiques.

Qui a pu donner naissance aux calculs *mixtes* ? Que s'est-il passé et d'où proviennent-ils ? Toute la question est là. La diathèse urique s'est-elle tout-à-coup transformée en diathèse phosphatique, ou, autrement dit, l'anémie a-t-elle succédé brusquement à la pléthore ? Non, bien évidemment ! Est-ce au catarrhe vésical qu'il faudrait alors attribuer l'alcalescence des urines, avec dépôt de phosphate calcaire ou ammoniaco-magnésien ? Non encore ! A l'appui de cette négation nous croyons devoir citer l'opinion d'un auteur dont on ne saurait mettre en doute l'autorité ni la sincérité. Voici ce que dit M. Durand-Fardel (traité pratique des maladies chroniques) Paris, 1868.

« La gravelle phosphatique peut se rencontrer *sans*
« *catarrhe* et nous ajouterons que, souvent, l'état ca-
« tarrhal, au lieu d'être, comme l'ont pensé beaucoup
« de chirurgiens, la cause déterminante de la gravelle
« phosphatique, n'en est le plus souvent que la consé-
« quence. »

Enfin, dans le traitement rationel de la colique néphrétique, M. Durand-Fardel dit encore :

« Dans le cas de douleurs rénales habituelles, dispo-
« sition au retour de coliques néphrétiques, ou dans
« les cas moins simples où les douleurs persistantes et
« les urines troubles annoncent un certain degré d'in-

« flammation vers le rein, les eaux de Contrexéville
« sont tout-à-fait indiquées. Les eaux minérales bi-
« carbonatées, et Vichy, en particulier, sont, au con-
« traire, contre-indiquées alors. »

L'opinion de M. Durand-Fardel est décisive à notre
avis.

Nous ne pouvons donc qu'affirmer, avec une intime
conviction, résultant de nombreux faits pratiques que
nous allons citer, que la production des calculs *mixtes*
doit être uniquement attribuée à l'emploi des eaux minérales sodiques prises en boisson, ou, *en dehors de
ces eaux*, au bi-carbonate de soude, pris à l'intérieur,
à *trop fortes doses*.

Barruel l'avait entrevu en 1837, et probablement il
l'aurait démontré plus tard, si la mort n'était venue
le surprendre, quelques mois après, et interrompre ses
travaux.

Le Dr Thompson, de Londres, qui a opéré l'empereur
Napoléon III, est d'un avis entièrement conforme à
celui que nous venons d'exprimer. Il démontre, la pierre
de l'Empereur à la main, que ce sont bien les eaux de
Vichy qui ont donné naissance à ce calcul, et, par le
nombre de couches, il indique le nombre de saisons
faites par le malade à Vichy. Je tiens ces détails de mon
confrère, M. le Dr Debout, inspecteur des eaux de
Contrexéville, qui est allé visiter le Dr Thompson, à
Londres, en janvier 1873. Le noyau de la pierre de
l'empereur est un gravier d'acide urique, entouré d'autant de couches de phosphate ammoniaco-magnésien
que d'années passées à Vichy.

La question suivante trouve ici sa place.

Le bi-carbonate de soude et les eaux minérales sodiques, pris en boisson, peuvent-ils *rendre les urines alcalines ?* Nous nous prononçons *carrément* pour l'affirmative; il serait difficile, pour ne pas dire impossible, de prouver le contraire! Alors, la décomposition des phosphates acides de l'urine est forcée. En sorte que s'il existe dans les reins, ou dans la vessie, un corps étranger quelconque, gravier, sable, caillot sanguin, ou mucus aggloméré, etc., ce corps étranger est aussitôt englobé par les phosphates précipités et devient nécessairement le noyau d'une pierre.

Ce n'est donc que le *papier de tournesol* à la main que les graveleux doivent faire usage soit du bi-carbonate de soude, soit des eaux minérales bi-carbonatées sodiques. Tant que les urines resteront acides, aucun danger n'est à craindre ; mais du jour où le papier de tournesol ne sera plus rougi par les urines, le traitement devra être immédiatement suspendu.

Les exemples suivants démontreront surtout le danger pour les graveleux de faire usage des eaux minérales sodiques.

OBSERVATIONS

M. L., propriétaire à Ay (Marne) âgé de 40 ans, tempérament sanguin, constitution robuste, très-pléthorique, est atteint, depuis plusieurs années, de gravelle urique. M. L. a ressenti, à différentes époques de chaque année, de violentes coliques néphrétiques, lesquelles ont toujours été suivies de l'émission de graviers uriques, dont les moindres étaient du volume d'un pois et les plus gros du volume d'un noyau de cerise. Ce malade a fait usage, pendant cinq années consécutives, de l'eau minérale de Contrexéville, mais il rend toujours des graviers. C'est alors que, fort contrarié de ne pas obtenir une guérison radicale à Contrexéville, il se décide en 1872 à aller aux eaux de Vichy, où il fait une saison dont il se montre très-satisfait parce qu'il ne rend plus de sables uriques ni de graviers. Quelques mois après son retour de Vichy, M. L. ressent des pesanteurs à l'anus, des douleurs excessivement vives au périnée, se propageant dans tout le canal de l'urèthre, avec dysurie, hématurie et parfois arrêt subit du jet de l'urine. C'est dans ces circonstances que M. L. se décide à aller consulter M. le docteur Voillemier, médecin spécialiste à Paris. Notre confrère, après exploration de la vessie, y reconnait l'existence de trois calculs et en conseille l'extraction par la lithotritie ; opération qui fut pratiquée, avec le plus grand succès, en février 1873. Au mois de juillet suivant, M. L. vient nous consulter de nouveau, à Contrexéville, et nous avoue, avec la plus grande franchise, combien il regrette d'avoir été à Vichy. « J'y suis allé « graveleux, nous dit-il, et j'en suis revenu calculeux. Pourquoi « n'ai-je pas suivi vos conseils ? »

2° M. L., de Reims, atteint de gravelle urique (sable seulement) est allé pendant deux années aux eaux de Vals et deux années à Vichy. Au lieu d'y trouver du soulagement, son état s'est aggravé ; en 1873, il se décide à consulter un médecin spécialiste qui reconnaît, dans la vessie l'existence d'un calcul du volume d'un œuf de pigeon, dont il le délivre par l'opération de la lithotritie. A la suite de cette opération, M. L. est venu faire usage des eaux minérales de Contrexéville, où il a réclamé nos soins, et nous a montré les débris très-nombreux de sa pierre, renfermés dans une boîte. Je remarque, avec surprise, que tous ces débris se composent *uniquement* de phosphate ammoniaco-magnésien qu'on dirait être, si je puis m'exprimer ainsi, des débris de coquilles de noisette et de noix de différentes dimensions. Comme à tout calcul il faut un noyau, je me livre à sa recherche dans les débris nombreux qui me sont présentés et je finis par le découvrir ; mais, à mon grand étonnement, son volume n'est pas supérieur à celui d'une grosse lentille et il est de couleur grise. Je le gratte et le coupe à l'aide d'un canif ; alors tout m'est expliqué. A l'intérieur, je reconnais du sable urique formant un piqueté rouge, sur un fond gris, de phosphate-ammoniaco-magnésien. Tel était le *minime* noyau de cette pierre qui a fini par acquérir, progressivement et successivement, le volume d'un gros œuf de pigeon, sous l'influence des eaux de Vichy et de Vals.

Il est évident pour moi que si M. L. était venu tout d'abord à Contrexéville, il aurait rendu, avec la plus grande facilité, le sable urique déposé dans la vessie et conséquemment n'aurait jamais contracté la pierre.

Ce qu'il y a de curieux et de très remarquable dans le calcul de M. L. c'est qu'aucune des *couches concentriques ne sont adhérentes entre elles* et que l'on peut reconstituer ce calcul en rapportant les débris des différentes couches autour du noyau. Le premier fragment donne, *pour la première année,* au calcul le volume d'une olive ; le second fragment est de même épaisseur ; le troisième (*première année de Vals)* a une épaisseur moindre ; enfin le quatrième fragment (*deuxième année de Vals)* porte ce calcul à la dimension d'un œuf de pigeon. Nous avons choisi, parmi ces débris, quatre fragments de différentes grandeurs et nous les avons réunis autour du noyau à l'aide d'un peu de colle.

J'ai l'honneur de mettre ce spécimen sous les yeux de MM. les Membres de l'Académie.

3° M. de F. vient pour la première fois à Contrexéville en 1873. Il était allé à Vichy pendant les cinq années précédentes, pour y être traité de la gravelle urique (sable seulement) sans jamais avoir éprouvé de *coliques néphrétiques,* ce qui indique qu'aucun gravier ne s'était formé dans les reins.

L'usage des eaux de Vichy procure à M. de F. une satisfaction d'autant plus grande que le sable urique, qu'il rendait au-

paravant avec abondance, a complètement disparu de ses urines. Mais il ressent, de temps à autre, et surtout après sa
dernière saison à Vichy, des pesanteurs au périnée et à l'anus
et autres accidents (dysurie, etc.) Il remarque enfin, avec un
certain effroi, que ses urines contiennent du sang et du mucus
purulent en abondance. C'est alors que M. de F. se décide à
consulter M. le docteur Gaillet, de Reims. Notre habile confrère
reconnaît, dans la vessie, la présence de deux calculs ayant
chacun le volume d'un petit œuf de pigeon et conseille, en conséquence, l'opération de la taille périnéale ; cette opération fut
pratiquée, avec le plus grand succès, au printemps de l'année
1873.

M. de F., d'après les conseils de M. Gaillet, vint ensuite se
mettre en nos mains à Contrexéville, en juillet. Dès son arrivée,
il s'empressa de nous montrer les calculs extraits de sa vessie.
Je constatai que ces calculs sont composés : *l'un* de phosphate
de chaux sur la surface duquel on remarque quelques traces
de sable urique adhérent : *l'autre* est entièrement formé de sable urique dont les grains sont reliés entre eux par du phosphate de chaux. La surface de ces deux calculs est rugueuse.

Le dernier calcul est très-friable ; son aspect est le même à
l'intérieur qu'à l'extérieur ; ou, autrement dit, c'est une masse
de *sables* dont tous les grains sont reliés par du phosphate de
chaux, le tout mélangé de sang coagulé et desséché.

Au sable urique il manquait un ciment pour le fixer dans la
vessie, l'eau de Vichy le lui donne inconstablement en rendant
insolubles les phosphates de chaux et de magnésie, que l'urine
tenait en dissolution avant que le malade ne fît usage de cette
eau minérale.

Lors de son arrivée à Contrexéville, M. de F. était atteint
d'anémie et de dyspepsie au dernier degré. Les urines étaient
neutres. Sous l'influence de l'eau minérale, prise en boisson, à
la dose de trois à dix verres par jour, le sang s'est reconstitué,
les urines sont redevenues *acides* ; les fonctions digestives ont
repris leur activité, et M. de F. est rentré dans ses foyers dans
un état de santé parfaite.

4º M. X., atteint de gravelle urique, est allé pendant huit années consécutives à Vichy pour y subir un traitement. En 1869, il s'adresse au docteur Mallez, de Paris, qui reconnaît, dans la vessie, une pierre énorme du volume d'un gros œuf de dinde. Après un essai de lithotritie infructueux, le docteur Mallez pratique sur M. X. l'opération de la taille, avec le succès le plus satisfaisant, et envoie ensuite le malade à Contrexéville. M. X. se promène dans le parc, sa pierre à la main, et la montre à tous les buveurs, avec l'empressement et le bonheur d'un homme guéri. Ce calcul a été scié en deux parties égales *dont une moitié a été conservée par le docteur Mallez.* Au centre, on remarque un noyau d'acide urique de la grosseur d'une aveline, puis diverses couches concentriques et plus au moins distinctes, de phosphate ammoniaco-magnésien. « Voilà mes « huit années de Vichy, dit M. X. à tous les buveurs qu'il ren- « contre en leur montrant sa pierre. »

EFFETS COMPARATIFS

DES EAUX MINERALES ALCALINES

1° A base de chaux (Contrexéville, Martigny, Vittel).
2° A base de soude (Vichy, Cusset, Vals).

———

Les eaux minérales alcalines à base de chaux sont reconstituantes au suprême degré ; elles rendent au sang des globules et de la plasticité, et aux urines leur *acidité normale,* soit qu'elles aient *un excès d'acidité,* soit qu'elles en manquent.

D'un autre côté, ces eaux sont diurétiques, comme le sont d'ailleurs toutes les eaux séléniteuses. Le bi-carbonate et le sulfate de chaux qui en forment la base y entrent dans la proportion de deux grammes environ ; les autres sels (de magnésie, soude, lithium, manganèse, strontium et fer bi-carbonaté, 2 millig.) donnent par litre 960 milligrammes. Total 2 gr. 960 mill. par litre d'eau minérale, (source du Pavillon), à Contrexéville.

Les eaux de Martigny ne sont minéralisées qu'à raison de 2 gr. 675 mill. par litre. L'analyse chimique démontre leur similitude avec celles de Contrexéville, on y a découvert *la lithine,* mais on sait aujourd'hui à quoi s'en tenir sur cet agent qui n'a donné que des résultats insignifiants.

S'il y a de la lithine dans les eaux de Martigny il y en a certainement dans les eaux de Contrexéville qui sont plus minéralisées. *(Pure question d'analyse chimique).*

Quant aux eaux de Vittel, ce sont les moins minéralisées; elles ne contiennent, par litre, que 1 gr. 739 mill. de sels précités. Elles appartiennent à la même nappe (origine, Mont-Salin, Vosges), mais étant plus éloignées de ce point que les eaux congénères, elles ont reçu nécessairement des infiltrations d'eau ordinaire pendant un plus long parcours, ce qui expliquerait leur degré inférieur de minéralisation.

Les eaux minérales de Contrexéville ne sont pas thermales, ainsi que beaucoup de personnes le croient encore; leur température constante est de 11°1/2 centigrades.

Ces eaux ne sont pas et ne sauraient être *purgatives*, les sels de magnésie (bi-carbonate, sulfate et chlorure) n'y entrant que dans des proportions trop faibles pour produire même un effet laxatif. Mais, quand on a bu plusieurs verres (variant de trois à dix dans la matinée), il est à peu près certain qu'il restera dans les intestins une quantité indéterminée d'eau minérale, non absorbée par la circulation, et cet excédent produira, *ni plus ni moins*, l'effet de l'*eau pure* administrée *par les voies inférieures*. Cependant, ce résultat n'est pas constant, puisque j'ai vu l'ingestion de l'eau minérale (même jusqu'à douze verres dans la matinée) être suivie d'une constipation opiniâtre que je n'ai pu vaincre qu'à l'aide de quelques grammes de magnésie calcinée.

Ce n'est donc pas à *l'action purgative* qu'il faut attribuer l'efficacité des eaux minérales de Contréxéville dans le traitement de la goutte et de la gravelle ; c'est à *leur vertu diurétique surtout* que l'on doit rapporter le succès du traitement.

La goutte et la gravelle urique sont engendrées par le même principe : urates de soude ou de chaux en excès dans le sang.

Dans la goutte, la surabondance des urates détermine, de prime-abord, une phlegmasie dans les parties fibreuses et ligamenteuses des articulations des pieds et des mains. Après plusieurs accès, les grandes articulations sont envahies à leur tour. En dernier lieu, les tophus viennent aggraver la situation. (1)

Dans la gravelle urique, les urates de soude ou de chaux qui abondent dans l'économie perdent, quand ils arrivent dans les reins, leurs bases alcalines, pour se transformer en acide urique. Cet acide se cristallise ; alors on a la gravelle rouge.

La goutte et la gravelle urique peuvent être héréditaires, mais elles ne le sont pas toujours. Il suffit pour les contracter, de se livrer à des écarts de régime et principalement à une alimentation par trop azotée.

C'est donc dans l'élimination des urates, en excès dans le sang, que doit consister le traitement

---

(1) En 1872, M. X., propriétaire de l'hôtel de Rouen. à Paris, est venu à Contrexéville atteint de goutte avec tophus concret, du volume d'un œuf de poule au coude droit ; après 15 jours de traitement par l'eau minérale, le tophus s'est ramolli sous forme d'abcès, que j'ai ouvert à l'aide de la lancette. La guérison a eu lieu comme pour un abcès ordinaire. Je cite le cas en raison de son extrême rareté.

rationnel de la goutte et de la gravelle urique. Quel est l'émonctoire des urates ? Ce sont les *reins* et non les intestins.

C'est donc sur les reins qu'il faut agir par les *diurétiques* et non sur les intestins par les *purgatifs*. Or, les eaux minérales de Contrexéville sont éminemment diurétiques. Il s'en suit qu'elles produisent non-seulement l'effet physiologique dont nous venons de parler, mais encore une action dynamique, par le courant d'eau minérale qui passe par les reins et la vessie et entraine les graviers qui se trouvent dans ces organes, quelle que soit *la nature* de ces graviers.

D'un autre côté les eaux de Contrexéville sont alcalines à base de chaux et, conséquemment, elles ne peuvent jamais décomposer les phosphates *acides* de chaux et de magnésie contenus dans l'urine, ni enlever à ce liquide son acidité normale ?

Les personnes atteintes *de gravelle phosphatique* ressentiront, de l'usage de ces eaux, des effets non moins salutaires. Sous l'influence du traitement les malades verront leur sang se reconstituer, de jour en jour, l'*alcalinité* de leurs urines disparaître pour faire place à l'*acidité* et enfin leurs graviers et calculs expulsés des organes qui les contenaient.

Chez les hommes les graviers qui sont d'un volume supérieur à celui d'un gros noyau de cerise ne pourront *généralement* être expulsés. Chez les femmes, au contraire, l'urèthre étant très court et excessivement dilatable, les calculs du volume d'un œuf de pigeon pourront être rendus avec facilité.

Nous citerons, à ce sujet, l'observation suivante :
Madame X., de Bourbonne (Haute-Marne), jeune femme
de 22 ans, est venue faire, en 1865, une première saison
à Contrexéville. Elle a rendu, pendant une cure de vingt
jours, *six* calculs du volume d'une grosse amande, uniquement composés de phosphate ammoniaco-magnésien.
Se croyant guérie, cette dame ne revint pas en 1866, et
fit usage de l'eau de Contrexéville chez elle, sans ex-
pulser autre chose qu'un peu de sable gris de temps en
temps.

En 1867, Madame X. vint *par précaution* faire une
demi-saison. Cependant elle crut devoir nous consulter.
Après un examen minutieux je constatai que le rein droit
était notablement augmenté de volume et très-douloureux à la pression. J'en conclus à l'existence d'un corps
étranger dans cet organe; alors, *outre la boisson*, j'or-
donnai l'usage des douches rénales, *(douches à percus-
sion)*, sur la région lombaire avec l'eau minérale.

La première douche, prise à trois heures de l'après-
midi, détermina, dans la nuit, l'élimination *sans aucune douleur* de vingt-sept petits graviers blancs-grisâtres,
de forme irrégulière, et dont le volume était en moyenne de la grosseur d'un pois. Les règles étant survenues,
je prescrivis l'eau minérale en boisson seulement. Trois
jours après l'époque menstruelle, une deuxième douche,
prise à la même heure, amena, vers les six heures du
soir, une colique néphrétique des plus intenses. Les douleurs furent calmées, en moins de dix minutes, au
moyen d'un lavement (trente gouttes de laudanum de
Sydenham dans un verre d'eau tiède). Je pus alors

constater une dilatation énorme de l'uretère du côté droit, au niveau de son origine : la tumeur à laquelle elle donnait lieu semblait être du volume d'une grosse noix et était fluctuante. Pendant la nuit la malade ne ressentit aucune douleur et dormit bien.

Le lendemain, à sept heures du matin, je reconnus que la dilatation, siégeant sur le trajet de l'uretère droit, était parvenue au niveau de son orifice inférieur. La malade fut mise dans un bain et but, de quart d'heure en quart d'heure, un verre d'eau minérale de la source du *Pavillon*. A neuf heures, aucun changement n'étant survenu, je massai, à l'aide des mains, la tumeur en question, absolument comme cela se pratique dans la hernie étranglée ; la malade poussa immédiatement un cri aigu et dit : « Je viens de sentir la pierre tomber dans la vessie. »

Après un repos d'un quart d'heure environ, un dernier verre d'eau minérale fut administré et, cinq minutes après, nouveaux cris de la malade et douleurs intenses, suivies presque aussitôt de la chute dans la baignoire d'un calcul grisâtre, du volume d'une noix, mais plus allongé, arrondi sur une de ses faces et anfractueux sur l'autre. Les vingt-sept petits graviers, rendus huit jours auparavant semblent en être des fragments.

En 1868, Madame X. a rendu encore deux graviers de même nature (phosphate ammoniaco-magnésien) mais du volume d'un petit pois seulement.

Depuis cette époque la guérison est radicale. Sous l'influence d'un régime alimentaire fortifiant, des toniques et des ferrugineux, ainsi que de l'eau minérale de

Contrexéville dont Madame X. fait usage, soit chez elle, soit à la station hydro-minérale, la chloro-anémie dont elle était atteinte a totalement disparu et l'acidité des urines est aujourd'hui normale. Nous n'avons pas besoin de dire que les urines de la malade étaient alcalines auparavant.

CATARRHE VÉSICAL SIMPLE.

Dans le catarrhe vésical, l'emploi des eaux minérales de Contrexéville, en boisson, produit des effets très-remarquables. Quelle que soit l'abondance du mucos-pus dans les urines, on ne tardera pas à voir diminuer cette sécrétion morbide, qui finira même par disparaître entièrement dans la généralité des cas. Nous citerôns à ce sujet une guérison très-remarquable, obtenue en une seule saison.

M. B., propriétaire à Auxonne, est venu à Contrexéville en juin 1867 ; il est atteint de catarrhe vésical, avec mucos-pus tellement abondant dans les urines, que le vase de nuit en est rempli au tiers ; les urines avaient conservé leur *acidité*, mais à un degré inférieur à *l'état normal*. Après huit jours de traitement, à raison de quatre, puis de dix verres d'eau minérale par jour, les urines de M. B. étaient devenues parfaitement limpides et ne contenaient plus aucunes mucosités ; il en fut de même jusqu'à la fin de la saison. L'année suivante, M. B. ne revint pas à Contrexéville, mais il nous envoya trois de ses amis atteints comme lui de catarrhe vésical, et nous fit savoir par lettre que, pour son compte il était parfaitement guéri. Ses amis, je dois le dire, n'obtinrent pas un résultat aussi satisfaisant, et ils durent revenir à Contrexéville plusieurs années de suite. L'un d'eux, M. G., n'a jamais obtenu qu'une amélioration légère en raison de l'ancienneté de la maladie et de la désorganisation de la muqueuse vésicale.

Notre expérience, dans un grand nombre de cas analogues, nous a appris qu'il faut habituellement de deux à trois ans, à Contrexéville, pour guérir le catarrhe vésical. (Nous ne parlons pas des incurables).

CATARRHE VÉSICAL COMPLIQUÉ DE PIERRE

Je ne conseillerai jamais aux personnes qui ont la pierre de faire usage des eaux minérales de Contrexéville, car l'action diurétique et dynamique de ces eaux est tellement énergique que les porteurs de calculs y seraient exposés à des accidents plus ou moins graves. Ainsi le catarrhe vésical augmente chaque jour d'intensité au lieu de diminuer ; bientôt après se déclarent la dysurie, l'hématurie, etc., et parfois même la rétention d'urine.

Il faut donc, avant de venir faire usage des eaux minérales, être débarrassé de la pierre par l'opération chirurgicale. Alors, mais seulement alors, les malades obtiendront d'excellents résultats du traitement, et nous pouvons même affirmer qu'ils seront, le plus souvent, mis à l'abri d'une récidive.

Toutefois si les malades venaient à Contrexéville, ignorant qu'ils ont la pierre, l'existence du calcul leur sera révélée, *après quelques jours de traitement*, par l'apparition des accidents signalés plus haut.

EAUX MINERALES ALCALINES A BASE DE SOUDE

Les eaux de Vichy, Cusset et Vals, au lieu d'être reconstituantes sont, au contraire, débilitantes; elles défibrinent le sang, ou, autrement dit, le liquéfient et exposent les malades, qui en font usage, à l'anémie et à divers accidents dont les moins graves sont : les épistaxis, hémoptisie et mennorrhagie.

Un de nos confrères, le Dr Lejeune, de Montaigu (Aisne), m'a fait part, en 1866, du fait suivant qui lui est personnel.

Atteint de diabète et d'anémie assez prononcée, il alla à Vichy et demanda à Barthez s'il pourrait, sans danger, faire usage de l'eau minérale. Barthez le rassura et lui fit prendre, par jour, quatre verres d'eau de la grande Grille. Quatre jours après M. Lejeune mouchait et crachait le sang. Il le dit à Barthez et s'empressa de s'enfuir pour venir à Contrexéville.

Les eaux minérales alcalines sodiques sont-elles diu-rétiques ? Nous ne le pensons pas et nous n'avons jamais ouï dire qu'elles le fussent. De quelle utilité les eaux peuvent-elles donc être contre la goutte et la gravelle? Nous ne nions pas qu'elles ne puissent diminuer l'acidité en excès dans les urines; malheureusement on dépasse presque toujours le but, en rendant les urines alcalines. Là est le danger, et combien de malades s'y exposent, *chaque année*, en ne consultant pas le médecin, ou bien encore en ne suivant pas exactement ses prescriptions !

Comme on le voit, nous n'affirmons pas *d'une manière absolue*, que les eaux minérales *sodiques* donnent *fatalement* la pierre aux graveleux, mais nous avons cru remplir un devoir consciencieux en signalant un danger dont nous avons vu tant d'exemples, et en indiquant les moyens de l'éviter.

DYSPEPSIE ET ANÉMIE

Pour ne pas répéter ce que nous avons déjà dit sur l'effet reconstituant des eaux de Contrexéville, et leur efficacité anti-dyspeptique, nous nous bornerons à citer, comme preuve à l'appui, l'*importante* observation qui va suivre :

M. G., ancien avoué, à Lyon, âgé de 49 ans, est venu pour la première fois à Contrexéville, en 1866, où il a été traité par notre confrère, M. le Dr Caillat, alors médecin inspecteur. M. G. était atteint de névroses et de névralgies tellement généralisées qu'il ressentait des douleurs excessives dans tous les membres et dans tous les organes. D'un autre côté, sa constitution était tellement débilitée qu'il ne pouvait marcher que courbé en deux, à l'aide de deux petites crosses, et qu'il ne pouvait s'asseoir, même à table où il se tenait de côté, sans avoir, sous les pieds une chaise dont les bâtons lui servaient de point d'appui. Atteint de dyspepsie au dernier degré, non-seulement M. G. ne digérait que fort peu, mais ses digestions étaient aussi très-laborieuses. Les urines contenaient un peu de sable gris, et c'est pour cette dernière affection que son médecin lui avait conseillé Contrexéville.

En 1866, l'eau minérale ne fut prescrite qu'à la dose de cinq à six verres *seulement;* aussi ne produisit-elle aucun résultat; et, à la fin de la saison, M. G. retournait à Lyon, en conditions aussi mauvaises et aussi tristes qu'à son arrivée.

En 1867, M. G. revint à Contrexéville et s'adressa à notre excellent confrère et ami, le Dr Legrand-Dussaule. Le traitement eut lieu de la même manière et n'amena aucune amélioration.

Enfin, en 1868, cet intéressant malade vint pour la troisième fois à Contrexéville et réclama nos soins, en l'absence de M. Legrand-Dussaule qui avait été nommé médecin à Bicêtre.

Je demandai à M. G. le motif de son retour à Contrexéville, puisqu'il n'y avait éprouvé aucun soulagement.

« C'est un dernier essai que je veux tenter, me dit-il,
« je souffre depuis un grand nombre d'années ; j'ai été
« obligé de vendre ma charge d'avoué, ne pouvant plus

« la remplir. J'ai à peine 50 ans et j'ai l'air d'en avoir
« 70. J'ai consulté beaucoup de médecins ; tous ont été
« d'une opinion différente sur la nature de ma maladie,
« les uns prétendent que je suis diabétique ; d'autres
« me disent albuminurique ; d'autres enfin que je suis
« atteint de ramollissement de la moëlle épinière. Ce-
« pendant on n'a trouvé ni *glucose* ni *albumine* dans
« mes urines et je ne souffre d'aucune paralysie du côté
« de la vessie ni des intestins. Mes digestions sont très
« pénibles, quoique je mange fort peu, et je suis bien
« certainement atteint de dyspepsie ! C'est ce que tous
« les médecins que j'ai consultés s'accordent à dire.
« Mais, jusqu'ici, toutes les médications ont échoué, et,
« en désespoir de cause, je viens encore, cette année,
« faire usage des eaux de Contrexéville. »

L'analyse des urines de M. G. ne me présenta aucune
trace de glucose ni d'albumine. Ces urines, *faiblement
acides*, ne contenaient ni mucus, ni muco-pus, mais un
peu de sable gris seulement ; je diagnostiquai alors une
aménie profonde, cause évidente de la perturbation de
tout le système nerveux et de la délibitation du malade.

« Quand le système nerveux est en désarroi, nous
« disait un jour Lisfranc, et que toute médication a
« échoué, combattez alors les névroses et les névralgies
« par les toniques et les reconstituants et vous réussi-
« rez. »

Pénétré des principes de notre savant maître et certain de l'effet reconstituant des eaux minérales de Contrexéville, je n'hésitai pas à prescrire à M. G. l'emploi
de ces eaux *à haute dose*, c'est-à-dire trois verres d'a-

bord, en augmentant d'un verre par jour, jusqu'à dix dans la matinée. (Pendant les saisons de 1866 et 1867, M. G. n'avait jamais dépassé six verres au maximum). Je remarquai, avec une grande satisfaction, que, aussitôt après l'ingestion du huitième verre, M. G. ne ressentait plus aucune douleur dans les membres et qu'il se redressait, peu à peu, absolument comme une plante flétrie se relève quand on vient à la plonger dans l'eau. Une circonstance plus remarquable encore, c'est que M. G. qui, chaque matin, se traînait péniblement au parc, *appuyé sur ses béquilles*, et s'asseyait sur le premier banc, à quelques pas de la source du Pavillon, pouvait, après l'ingestion de ce *huitième verre*, faire le tour du parc sans trop de difficulté. L'appétit de M. G. s'était réveillé sous l'influence de l'eau minérale ; ses digestions devenaient plus faciles. Cependant (habitant le même hôtel que M. G.) je m'aperçus que, vers deux heures de l'après-midi, le malade ne se trouvant plus sous l'influence de l'eau minérale, retombait dans son état de débilitation primitif. Je lui conseillai *aussitôt* d'aller boire, dans l'après-midi, quelques verres d'eau minérale à la source. M. G. en prit progressivement jusqu'à cinq verres pendant le reste de la saison et je constatai, avec non moins de satisfaction, que l'eau minérale produisait le même effet que le matin.

Nous annotons, en passant, que, soit le matin soit le soir, l'eau minérale ne produisit sur M. G. aucun effet *laxatif* ni *purgatif*. Seulement les urines du malade étaient très-fréquentes et très-abondantes, et, analysées le matin, elles présentaient enfin l'acidité normale.

M. G. s'en retourna à Lyon, *non pas guéri* mais considérablement soulagé. Douleurs obtuses, seulement dans les membres et fonctions digestives améliorées, *rien de plus*. Je crus devoir conseiller à M. G., lors de son départ, l'emploi de la pepsine acide, du vin de quinquina et même des ferrugineux.

En 1869, quel ne fut pas mon étonnement (car je ne m'attendais pas à un aussi prompt succès) de voir arriver M. G. à Contrexéville, avec une santé florissante, marchant d'un pas ferme et *même sans l'aide d'une canne*. Au lieu du vieillard de 70 ans, je retrouve un homme vigoureux de la cinquantaine, au teint frais, à l'embonpoint marqué, aux mouvements agiles.

Je lui demandai alors s'il avait fait usage de toniques et de ferrugineux. « Non, me dit-il ; cinq semaines après mon arrivée à Lyon toutes mes douleurs avaient disparu ; mon appétit était revenu et mes fonctions digestives parfaites. Si je reviens à Contrexéville c'est par mesure de précaution. »

Nous avons revu M. Greppo en 1873 ; il est toujours en excellent état de santé.

Reims, le 20 Février 1874.

Signé Dr A. Le Cler.

GRAVELLE HÉPATIQUE OU LITHIASE BILIAIRE

La vésicule du fiel et les divers conduits excréteurs de la bile, dit Grisolle, sont fréquemment le siége de concrétions particulières nommées *calculs biliaires ou pierres cystiques*

Presque tous les calculs biliaires sont formés de cholestérine et d'une matière colorante dont les proportions varient pour la première entre 88 et 94, pour la seconde entre 12 et 6 (Thénard). Quelquefois les calculs sont uniquement formés de cholestérine ; ils sont remarquables par leur couleur blanche, par leur pesanteur spécifique très-peu considérable et surtout par la facilité avec laquelle ils se dissolvent dans l'alcool. Quelquefois, au lieu de cholestérine, on ne trouve, en certains calculs, que la matière colorante jaune ou verte de la bile unie à du mucus biliaire concret. Enfin, on a rencontré dans les différentes concrétions biliaires une certaine quantité de phosphate et de carbonate de chaux ou de magnésie, mais toujours en très-petites proportions.

Il est rare qu'il n'existe qu'un seul calcul ; on en a quelquefois compté plusieurs centaines. Leur volume varie depuis un grain de sable jusqu'à celui d'un gros œuf de poule. Lorsque les concrétions existent ainsi en grand nombre, et que leur volume est inférieur à celui d'une petite lentille, la maladie est appelée *gravelle hépatique.*

Les calculs siégent exclusivement dans les voies biliaires ; ceux qu'on trouve parfois dans le parenchyme du foie ont probablement été formés dans les conduits biliaires, qu'ils ont usés et perforés, ont perdu plus tard toute communication avec eux. Il est rare de trouver des concrétions dans les radicules du conduit hépatique, tandis qu'elles sont communes dans les conduits cholèdoques, et surtout dans les conduits cystiques. Cependant on les rencontre dans la vésicule biliaire ; cet organe en est, parfois, tellement distendu, qu'il se trouve presque transformé en un corps solide.

Les conduits biliaires peuvent être agrandis au point de recevoir dans leurs cavités un ou deux doigts ; les parois de ces canaux sont en même temps épaissies ou amincies, quelquefois perforées ou rompues. La vésicule est également agrandie ; sa tunique moyenne est souvent hypertrophiée ; mais d'autrefois les parois sont amincies et la vésicule ulcérée, perforée, peut communiquer avec l'extérieur à travers les parois abdominales : le plus souvent c'est avec le péritoine, avec l'estomac, avec le côlon transverse, le duodenum et même la veine porte, ainsi que cela fut observé, d'après Colombus, sur Ignace de Loyola.

Lorsqu'un calcul s'engage dans un des conduits biliaires, les malades accusent, à l'instant même, une douleur vive, déchirante ou lancinante, atroce, qui souvent arrache des cris et des gémissements aux personnes les plus courageuses et les plus endurcies aux souffrances. Cette douleur, qui siége à l'épigastre et à l'hypocondre droit, s'irradie quelquefois jusqu'à l'épaule et au cou ; la pression l'exaspère toujours. Les malades, le tronc fortement fléchi, éprouvent une sensation d'oppression et d'étouffement des plus pénibles ; leur anxiété est extrême ; ils éprouvent encore des nausées continuelles et rejettent, par le vomissement, des liquides aqueux ou glaireux contenus dans l'estomac et souvent une grande quantité de bile jaune ou verte. En même temps les malades sont pris d'ictère ; celui-ci peut être borné aux yeux et à la face, mais communément il est général. L'état fébrile, survenant dans le cours d'une colique hépatique est toujours le symptôme d'une complication phlegmasique.

Les accès ont une durée variable ; ils peuvent n'être que de quelques minutes, mais souvent ils persistent pendant douze ou seize heures et même plus. Si les accès ont été courts, ils ne laissent après eux qu'un peu de malaise, d'inapétence et une légère teinte ictérique qui se dissipe promptement. Lorsque les accès se prolongent pendant plusieurs jours, les matières fécales se décolorent ; la fièvre s'allume, et il peut survenir alors divers accidents indiquant une inflammation du foie ou des voies biliaires, inflammation fréquemment suivie d'abcès dans le parenchyme du foie. Quand ces abcès se forment dans la convexité de l'organe, le danger est bien moindre que quand ils se forment dans la concavité. Dans le premier cas l'opération chirurgicale est possible ; dans le second l'opération chirurgicale étant absolument impossible la mort est imminente, par suite d'une péritonite qui se produira aussitôt après l'ouverture de l'abcès dans l'abdomen.

Au début de la phlegmasie du foie, la fièvre est franchement inflammatoire, mais, en quelques jours, elle prend la forme rémittente, et si la maladie se prolonge et, surtout, s'il y a formation d'abcès dans l'organe, la fièvre prend alors le caractère de la typhoïde. Le traitement doit donc être énergique au début : sangsues en grand nombre sur l'hypocondre droit et même saignée générale au besoin. On a beaucoup vanté les purgatifs salins, mais, à notre avis, confirmé par l'expérience, ces purgatifs doivent être entièrement abandonnés. Le tartre stibié à haute dose (de 30 à 35 centigrammes) dans une potion gommeuse à prendre par cuillerée d'heure en heure pendant la journée, nous a constamment donné d'excellents résultats. Lorsque les accidents inflammatoires ont disparu, s'il reste chez les malades un état saburrhal des voies digestives, c'est encore au tartre stibié qu'il faut avoir recours, mais à la dose seulement de cinq centigrammes dans une carafe d'eau à boire dans la matinée.

Enfin l'administration du sulfate de quinine sera indispensable aussitôt que la fièvre prendra le caractère rémittent.

Au lieu de produire des symptômes aigus, les calculs des voies biliaires peuvent ne déterminer que des accidents à marche chronique. Les malades accusent alors à l'hypocondre droit une douleur obtuse, continue, et qui retentit dans le dos et principalement au côté droit du cou. Les digestions sont lentes et difficiles ; les matières fécales sont décolorées et souvent aussi il y a un ictère presque permanent. L'exploration de la région du foie par la compression de la main fait percevoir une tumeur tantôt fluctuante, tantôt résistante, due à la distension de la vésicule biliaire. Dans quelques cas pourtant on constate chez les malades une hypertrophie assez notable du foie. Lorsque les calculs ne produisent que ces derniers accidents, les malades peuvent demeurer dans un état de demi-santé pendant plusieurs années ; mais ils maigrissent et sont languissants.

TRAITEMENT.

Effets thérapeutiques des eaux minérales bi-carbonatées *sodiques* (Vichy, Cusset, Vals, etc.) et des eaux minérales bi-carbonatées et sulfatées-*calciques* (Contrexéville, Martigny et Vittel.)

La lithiase biliaire étant constituée presque exclusivement par des corps gras à l'état concret (cholestérine et matière colorante de la bile) la thérapeutique de cette affection doit s'appliquer à produire la diminution du volume des gros calculs *par le ramollissement*, puis l'expulsion de ces calculs et enfin celle de tous les graviers de moindre volume contenus dans la vésicule et les conduits biliaires.

Les eaux minérales sodiques ont donné d'excellents résultats dans le traitement de la gravelle hépatique ; nous allons en expliquer la cause.

Comme nous l'avons dit plus haut les calculs et les graviers biliaires sont composés de matières grasses ; or ces matières, en s'unissant à la soude contenue dans les eaux minérales de Vichy, Cusset, Vals, etc., forment avec cette base un *savon* très-soluble. C'est donc par la *saponification* des matières concrètes de la bile, que l'on obtient d'abord le ramollissement, ensuite la diminution de volume, et conséquemment la disparition des rugosités qui mettaient obstacle à l'expulsion des calculs.

Ainsi s'expliquerait encore l'effet thérapeutique du savon médicinal dans l'engorgement chronique du foie : saponification de la bile et par suite diminution de la densité de ce liquide dont l'écoulement, par cela même, devient plus facile.

L'effet des eaux minérales *calciques* (Contrexéville, Martigny et Vittel) n'est pas absolument le même que celui des eaux minérales à base de soude. Il n'est pas impossible que la chaux puisse s'unir aux matières grasses de la bile pour former avec elles *un savon*. Toutefois cette question n'est que secondaire. Les eaux minérales calciques sont éminemment diurétiques ; mais leur action ne se borne pas uniquement aux reins. Sous l'influence de l'eau minérale calcique, prise en boisson, toutes les sécrétions de l'économie sont notablement augmentées et surtout celles du foie. La vésicule biliaire et tous les conduits hépatiques sont soumis à un lessivage continu qui *liquéfie la bile*, entraîne les petits graviers, amoindrit les gros, *fait disparaître leurs rugosités*, et favorise énergiquement l'expulsion de tous ces corps étrangers ; c'est ce que nous appelons à Contrexéville *l'effet dynamique des eaux*.

Sous l'influence de l'hypersecrétion du foie qui s'observe à Contrexéville, à la suite de la prise en boisson de l'eau minérale, on voit, *après quelques jours de traitement seulement,* la nature des selles se modifier notablement: 1° de dures, elles deviennent molles ; 2° de grisâtres, elles deviennent colorées en vert plus ou moins jaunâtre. L'appétit se réveille ; la coloration ictérique de la peau diminue rapidement, et l'état général se modifie en bien d'un jour à l'autre.

Nous avons observé, à Contrexéville, la persistance de la constipation chez quelques *rares* malades, malgré l'usage des eaux prises en boisson à doses assez élevées ; on obtient très facilement et presque immédiatement la disparition de cette constipation par l'emploi de quelques grammes de magnésie calcinée dans le premier verre d'eau pris à la source ; ou bien encore, en faisant dissoudre, dans une carafe d'eau ordinaire, dix grammes de sulfate de magnésie, à boire, dans la journée et à l'heure des repas, mélangée au vin.

Nous n'affirmons pas positivement que l'engagement chronique du foie n'est que la conséquence d'une altération primitive de la bile, épaissie au point d'engendrer la lithiase. Toutefois, nous pouvons affirmer que, pendant neuf années consécutives de pratique médicale à Contrexéville, nous avons toujours constaté une hypertrophie plus ou moins considérable du foie chez les personnes atteintes de gravelle biliaire. Les observations qui vont suivre, et que nous avons choisies parmi des cas nombreux, viendront à l'appui de nos assertions.

PREMIÈRE OBSERVATION.

M. de B., âgé de cinquante-six ans, est envoyé à Contrexéville, en 1867, pour y être traité de la gravelle urique. M. de B.
ne consulte aucun médecin de la localité et prend l'eau à sa
fantaisie. Huit jours après son arrivée, ce malade est pris de
violentes douleurs dans l'hypocondre droit. Appelé à lui donner
mes soins je le reconnais atteint de colique hépatique et non
de colique néphrétique. A l'aide de la pression de la main sur
la région du foie, je constate une hypertrophie assez notable de
l'organe et surtout une dilatation considérable de la vésicule
biliaire. L'anxiété du malade est très-grande ; ses douleurs sont
excessives ; l'estomac rejette, par le vomissement, de la bile
d'un vert foncé en abondance ; les urines sont jaunâtres et bilieuses ; les yeux et la face sont ictériques. Je prescris au malade
trente centigrammes de tartre stibié dans une potion gommeuse, à prendre par cuillerée toutes les heures pendant la journée. Le lendemain. à ma visite, une fièvre violente s'est allumée,
le malade accuse, au côté droit, un point très-douloureux. Les
urines sont troubles, bilieuses et contiennent un sédiment considérable ; les matières fécales sont grisâtres. J'ordonne alors l'ap-
plication immédiate de vingt-cinq sangsues sur la région hépatique
et je continue l'administration du tartre stibié à la même dose. L'eau
minérale est prise à raison de quatre à cinq verres dans la journée. Le troisième jour il y a une amélioration sensible dans
tous les symptômes. Les vomissements ont cessé. Les selles
sont redevenues colorées, et on trouve dans les matières fécales
passées au tamis, une grande quantité de graviers de cholestérine dont les plus gros ont le volume d'une lentille. En les
approchant de la flamme d'une bougie ces graviers brûlent en
donnant une couleur pourpre très-intense. Le quatrième jour
une fièvre intermittente se déclare. Je cesse l'emploi du tartre
stibié et j'administre aussitôt le sulfate de quinine, à la dose de
cinquante centigrammes, pendant trois jours consécutifs. Après
huit jours de traitement, le malade est en pleine convalescence
et peut terminer sa saison sous ma direction.

M. de B. quitte Contrexéville sans avoir éprouvé d'autre crise et je constate avec plaisir, à son départ, que le foie est revenu, à peu de chose près, à son état normal. J'ai appris depuis que M. de B. continue à jouir d'une bonne santé.

Cette observation est remarquable en ce sens que l'inflammation du foie a promptement cédé à l'emploi immédiat des sangsues et du tartre stibié à haute dose et j'ajoute que le sulfate de quinine administré à temps a été non moins efficace.

DEUXIÈME OBSERVATION

Mme Ch., de Paris, âgée de 54 ans, atteinte de dyspepsie et d'un engorgement considérable du foie, a fait usage, *sans aucun succès,* des eaux minérales de Vichy pendant cinq années consécutives. Cette dame a éprouvé, à différentes époques, des coliques hépatiques très-douloureuses. En 1868, son médecin lui conseille une saison à Contrexéville. Nous prescrivons à Mme Ch. l'eau minérale en boisson à la dose de deux verres dans la matinée et nous augmentons progressivement cette dose jusqu'à huit verres. Le dixième jour nous ordonnons des douches *directes* sur la région lombaire et *obliques* sur la région hépatique. Sous l'influence de ce traitement Mme Ch. recouvre l'appétit et les digestions deviennent beaucoup plus faciles. Aucune colique hépatique ne se représente dans le courant de la saison.

L'année suivante, Mme Ch. revient à Contrexéville et nous constatons, avec plaisir, que le foie a considérablement diminué de volume. Nous prescrivons le même traitement qui a été suivi d'une amélioration plus notable encore.

Notre intéressante malade est revenue une troisième année faire usage des eaux de Contrexéville, mais par reconnaissance plutôt que par besoin.

TROISIÈME OBSERVATION

M. F.-B., neveu de Mme Ch., négociant à Bercy-Paris, âgé de 42 ans, atteint de gravelle hépatique, avec hypertrophie énorme du foie, et distension considérable de la vésicule biliaire, a fait également usage des eaux de Vichy pendant quatre années consécutives, mais *sans aucun succès.* Le père de M. F. B. ayant succombé à l'âge de 52 ans, aux suites d'une affection chronique du foie ; son fils nous demande avec anxiété de lui déclarer franchement si les eaux de Contrexéville pourront lui être salutaires « autrement, ajouta-t-il, je n'aurais plus que dix ans « à vivre, car j'ai employé toutes les médications possibles sans « aucun résultat et je viens à Contrexéville en désespoir de « cause. »

Après avoir tranquillisé le malade nous lui prescrivons l'eau minérale à raison de trois verres pour la première journée, en augmentant progressivement la dose jusqu'à douze verres. Nous ordonnons en outre, après huit jours de traitement, des douches sur les régions lombaires et hépatiques. M. F. B. continue à faire usage des eaux minérales de Contrexéville pendant trois années consécutives avec le succès le plus marqué, car, chaque année, le foie a diminué considérablement de volume ainsi que la vésicule biliaire.

A son arrivée à Contrexéville, pour la quatrième fois, en 1871, M. F. B. nous prie d'explorer attentivement son foie, et de lui faire connaître si cet organe est revenu à l'état normal. Après un minutieux examen nous déclarons loyalement à M. F. B. que toute trace d'engorgement du foie a disparu et qu'il est radicalement guéri. Il nous pose alors cette question insidieuse : « Mon médecin de Paris, avant mon départ pour Contrexéville, « m'a dit, après m'avoir examiné, qu'il y avait encore quelque « chose d'anormal du côté du foie. » J'explore de nouveau le malade *plus minutieusement encore,* et je persiste à lui déclarer qu'il est radicalement guéri. M. J. B. m'embrasse alors avec un joyeux transport et me dit : « J'ai voulu vous tendre un « piége, mon médecin m'avait bien affirmé que j'étais guéri, « mais je ne pouvais y croire. »

EFFETS THÉRAPEUTIQUES DE LA LITHINE.

La lithine jouit encore aujourd'hui d'une réputation plus ou moins méritée, dans le traitement des diathèses urique, goutteuse et chronique ; qu'il nous soit permis de donner notre opinion sur les effets thérapeutiques de ce médicament.

Le *lithium* a été découvert, en 1807, dans le laboratoire de Berzélius. Ce savant ayant remarqué que ce nouveau métal était *alcalin*, lui donna le nom de *lithion*, pour indiquer son origine *minérale* et le différencier des autres alcalis, tels que : potasse et soude, tirés du règne *végétal*.

On administre à domicile la lithine à l'état de carbonate et on la trouve dans les eaux minérales de Royat et autres localités hydro-minérales à l'état de chlorure.

La lithine en s'unissant à l'acide urique forme, avec cet acide, un urate dont la solubilité est supérieure à

celle de *tous les autres urates*. Partant de ce principe que la lithine peut se substituer à toutes les bases des urates divers, *en excès* dans l'économie, Garrod administra, en 1855, le carbonate de lithine à ses malades atteints de diathèse urique ou de goutte chronique. Les docteurs Réveil, Gueneau de Mussy, Charcot, ont continué les expériences de Garrod, *mais sans résultat concluant*.

La lithine a été administrée, de prime-abord, à haute dose (deux à trois grammes par jour) ; mais, sous l'influence du carbonate de lithine *à la dose précitée*, le docteur Charcot a observé les accidents suivants : nausées et symptômes de dyspepsie cardialgique, après quelques jours de traitement seulement. Aussi, ce praticien distingué ne prescrit-il plus aujourd'hui la lithine qu'à la dose de dix à quinze centigrammes par jour, dose absolument insignifiante à notre avis, si l'on considère que, chez les goutteux et graveleux, l'économie contient plusieurs grammes d'urate de soude ou de chaux, *à l'état de dissolution dans le sang*, ou bien encore à l'état *de concrétion* dans les articulations des goutteux et les organes urinaires des graveleux.

Il est évident que si l'on pouvait administrer aux malades la lithine à haute dose, *sans aucun danger*, ce médicament serait des plus précieux ; malheureusement il n'en est pas ainsi. Par exemple à Royat, dont les eaux minérales (Grande Source et St-Mart) sont lithinées à trente-cinq milligrammes par litre, à l'état de chlorure, notre honorable confrère le docteur Fredet, a observé chez des malades, après un traitement hydro-minéral un peu trop prolongé, des nausées et de la dyspepsie cardialgique, absolument comme le docteur Charcot.

Il nous reste à signaler encore un autre accident. L'expérience a démontré que, sous l'influence de la lithine, toutes les sécrétions *acides* de l'économie deviennent promptement alcalines. Or, l'alcalescence des urines que l'on n'observe *que chez les personnes débilitées* engendre la pierre phosphatique : *ce principe est admis dans la science.* Toutefois les savants n'ont pas encore admis en principe que l'*alcalinité* des urines, provenant de l'administration de certains alcalins à l'intérieur, à forte dose, put aboutir au même résultat, ou autrement dit engendrer la pierre phosphatique. Pourquoi cette divergence d'opinion dans le monde médical ? C'est une question à élucider.

Nous ne pouvons donc trop recommander aux praticiens de ne prescrire la lithine, qu'avec les mêmes précautions indiquées plus haut, en ce qui concerne l'administration des alcalins à domicile, et des eaux minérales bi-carbonatées-sodique (Vichy, Cusset, Vals, etc.) prises à la source. Nous ne saurions trop le répéter, dès que l'urine ne rougit plus le papier de tournesol, il faut immédiatement suspendre l'usage des alcalins à base de soude *ou de lithine* pendant 24 heures au moins, *et même plus longtemps au besoin*, tant que les urines ne reviendront pas acides.

A Contrexéville, sous l'influence des eaux minérales, *bien qu'elles soient alcalines* (mais à base de chaux), jamais les urines ne perdent leur acidité ; au contraire, en raison de l'action reconstituante de ces eaux, les personnes atteintes d'*alcalescence* des urines, voient promptement leur urine revenir à l'état d'acidité normale.

« L'expérience est la meilleure des démonstrations « pourvu que l'on s'en tienne aux observations mêmes. » (Bacon).

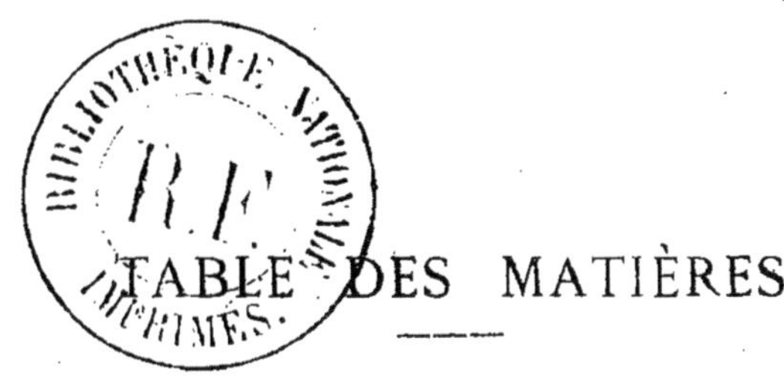

TABLE DES MATIÈRES

www.ingramcontent.com/pod-product-compliance
Ingram Content Group UK Ltd.
Pitfield, Milton Keynes, MK11 3LW, UK
UKHW022341070726
13614UKWH00003B/1114